图书在版编目（CIP）数据
病菌大作战 / 赵国宏著 ; 李淑贞绘. -- 西安 : 未来出版社, 2025. 3. -- ISBN 978-7-5417-7861-2
Ⅰ. R37-49
中国国家版本馆CIP数据核字第2024E8P466号

病菌大作战

BINGJUN DA ZUOZHAN

赵国宏 / 著　李淑贞 / 绘

出 品 人：李桂珍
选题策划：陈丹盈
印制总监：宋宏伟
责任编辑：赵向东
出版发行：未来出版社
社　　址：西安市登高路1388号
邮政编码：710061
电　　话：029-89122633
经　　销：全国各地新华书店
印　　刷：鹤山雅图仕印刷有限公司
开　　本：787mm×1 092mm　1/12
印　　张：$3\frac{1}{3}$
字　　数：20千字
版　　次：2025年3月第1版
印　　次：2025年3月第1次印刷
书　　号：ISBN 978-7-5417-7861-2
定　　价：39.80元

病菌大作战

赵国宏 / 著　李淑贞 / 绘

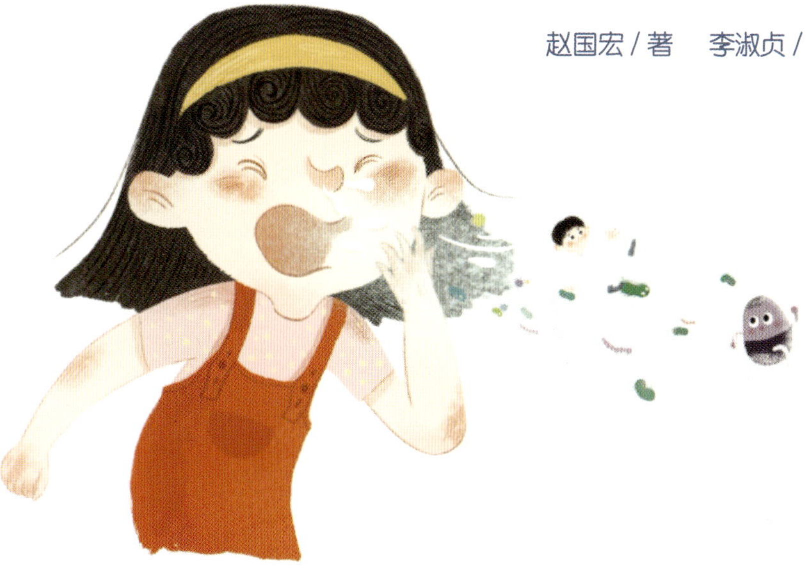

陕西新华出版
未来出版社
·西安·

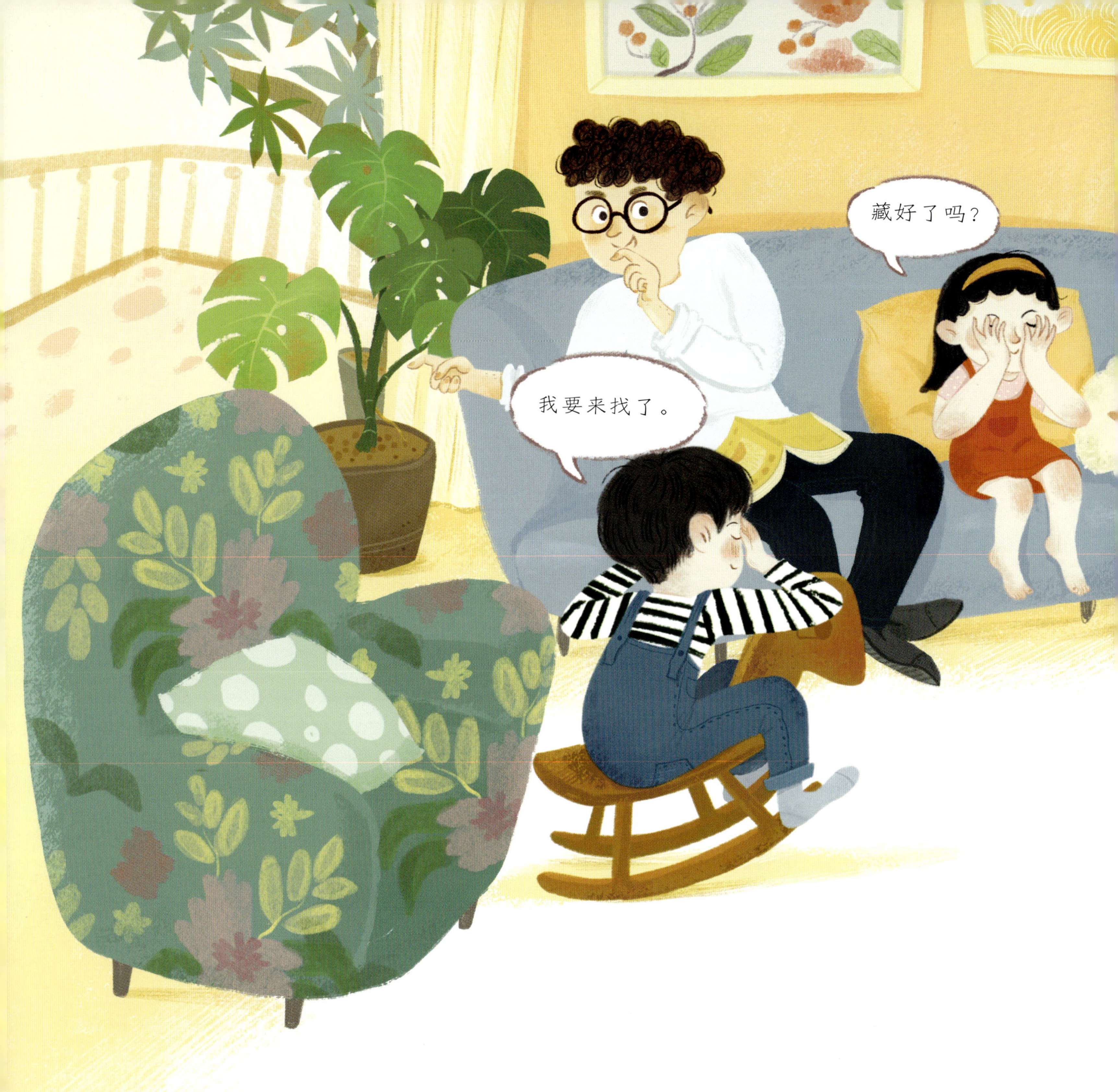
藏好了吗？
我要来找了。

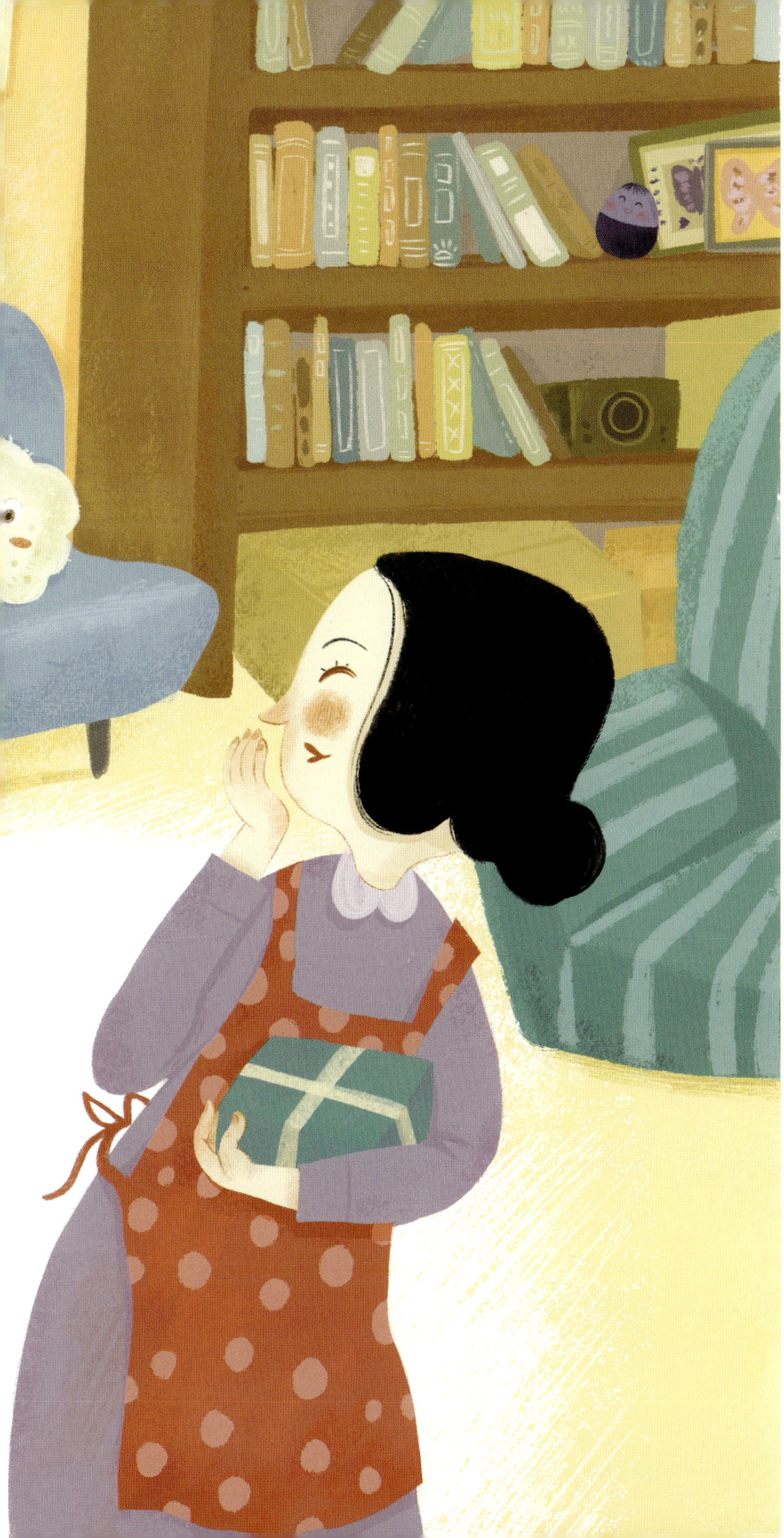

终于等到了周六寻宝日，这是一周中卡卡和妹妹最期待的一天。

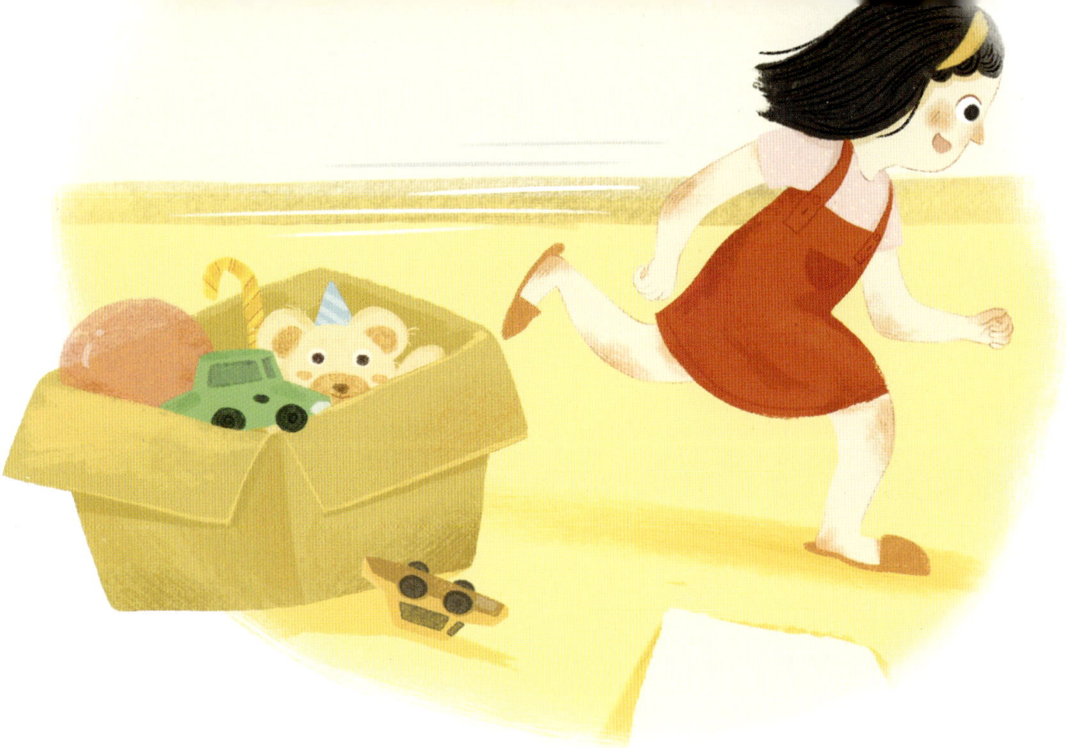

妹妹跑来跑去，

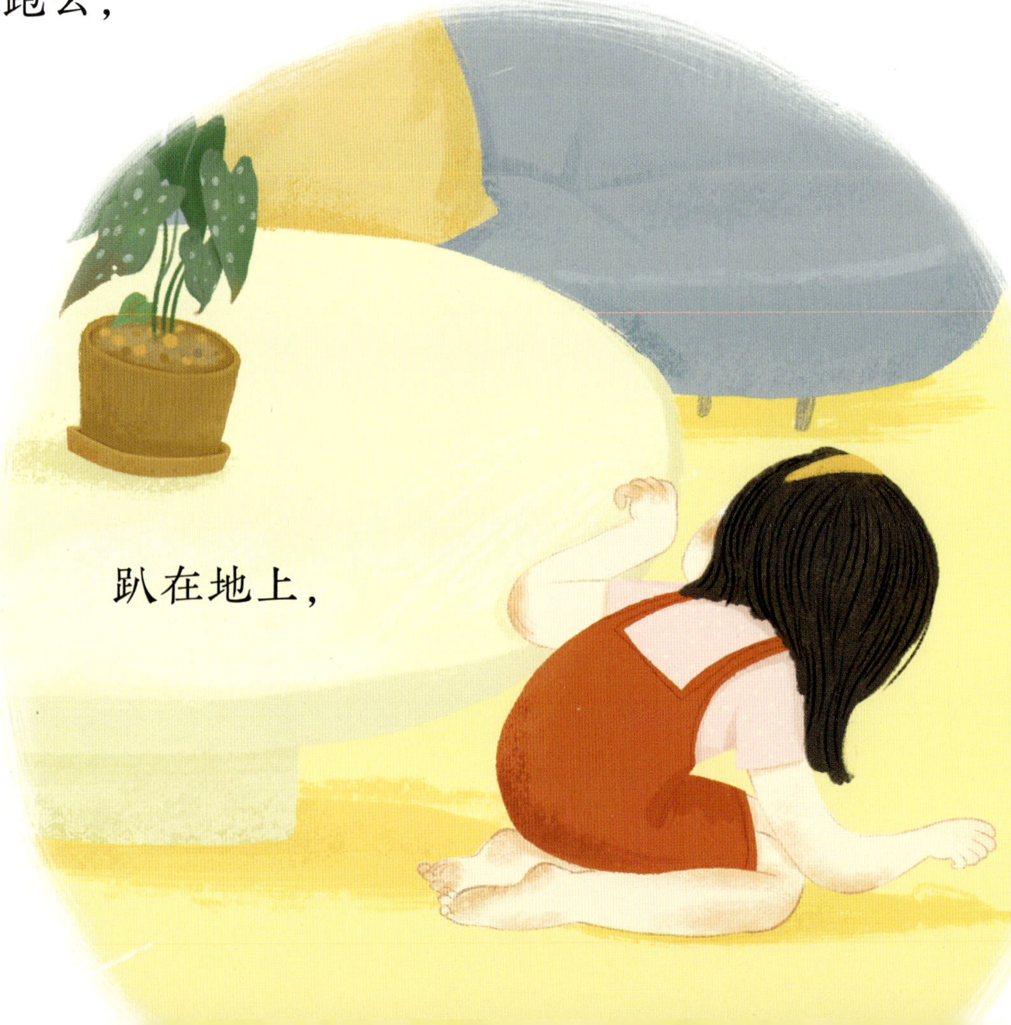

趴在地上，

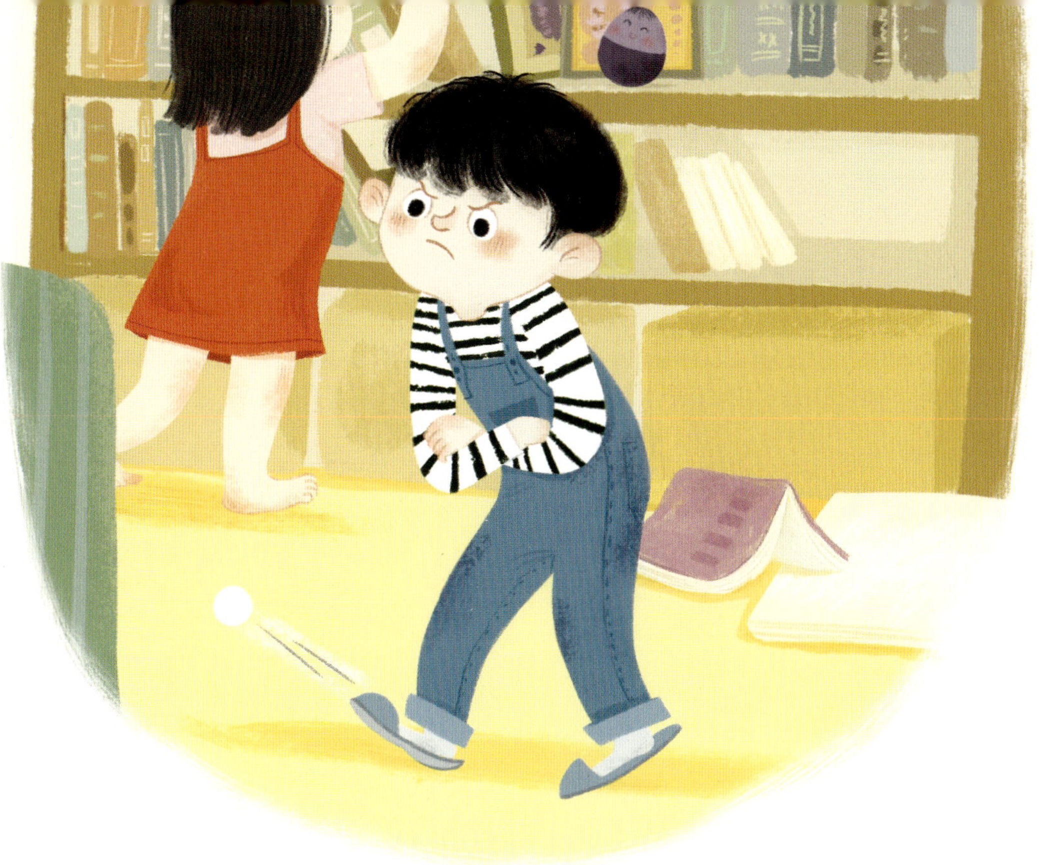

翻遍了书柜，怎么
找也没找到。

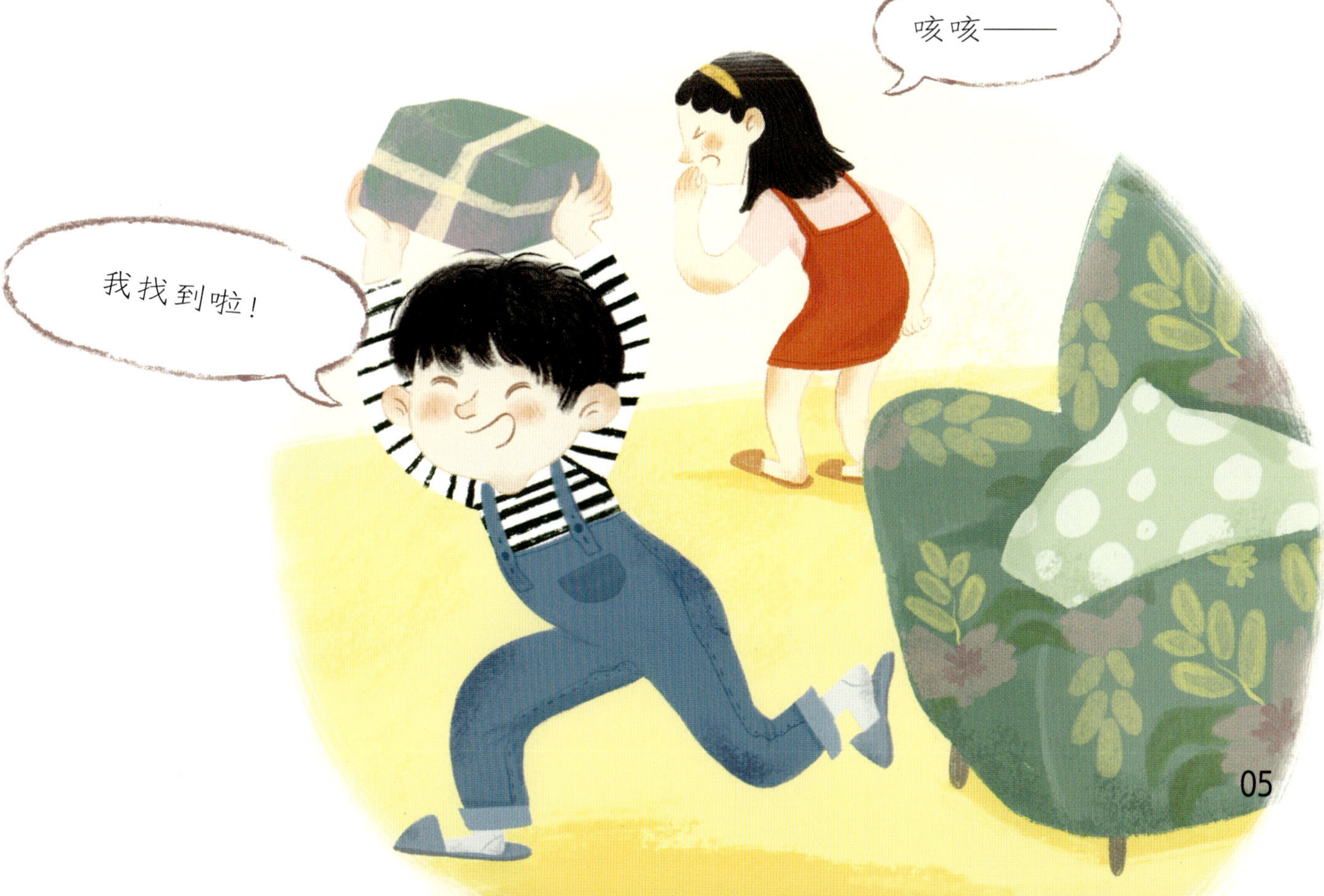

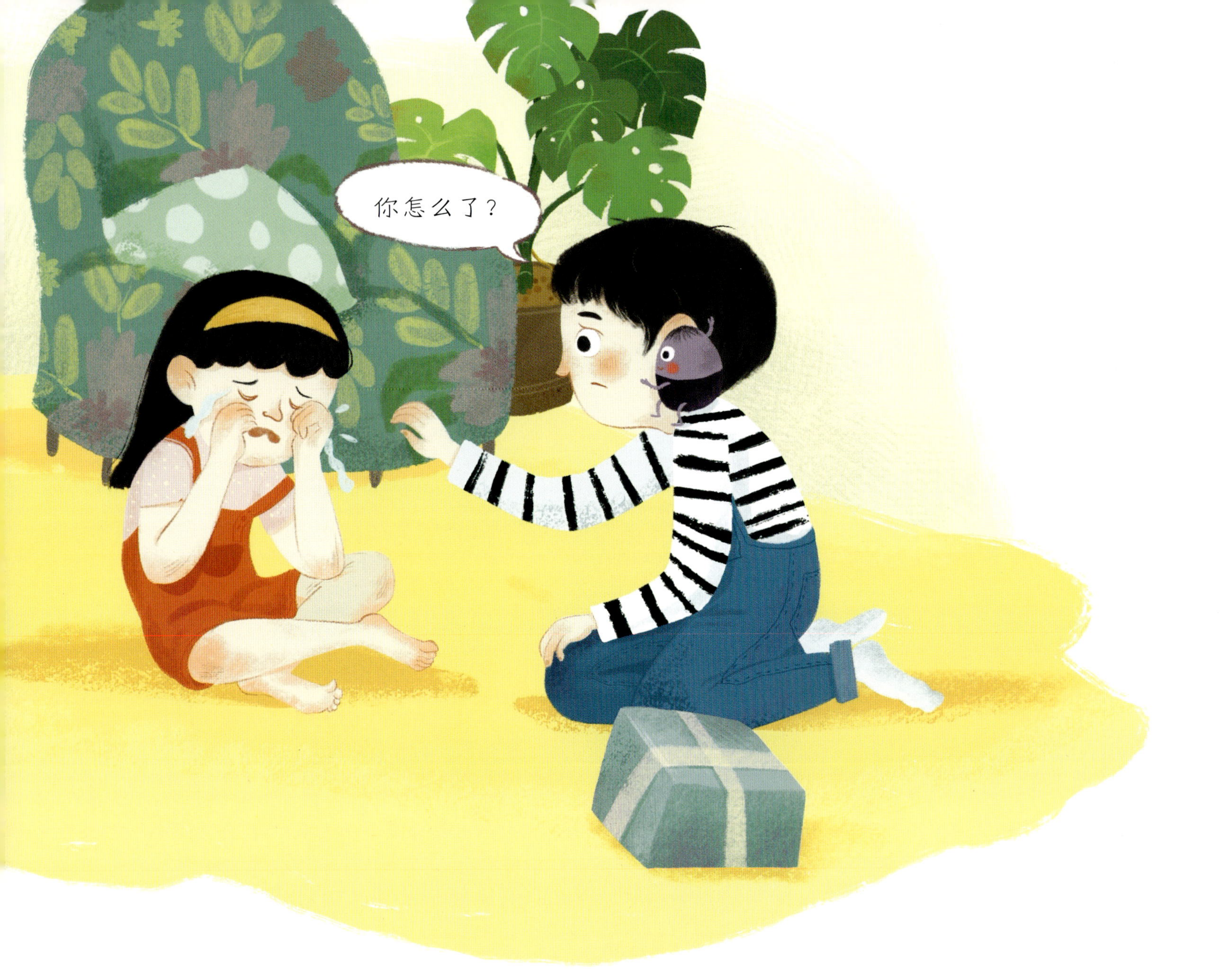

　　卡卡虽然赢了，但是看着妹妹伤心难受的样子，他也高兴不起来。

这时，毛球突然出现：“那是因为妹妹同时在进行两场比赛呀！”

“两场比赛？”卡卡满脸疑惑。

“对，在你看不见的地方还有一场比赛。”毛球说，“走，带你去看看!”

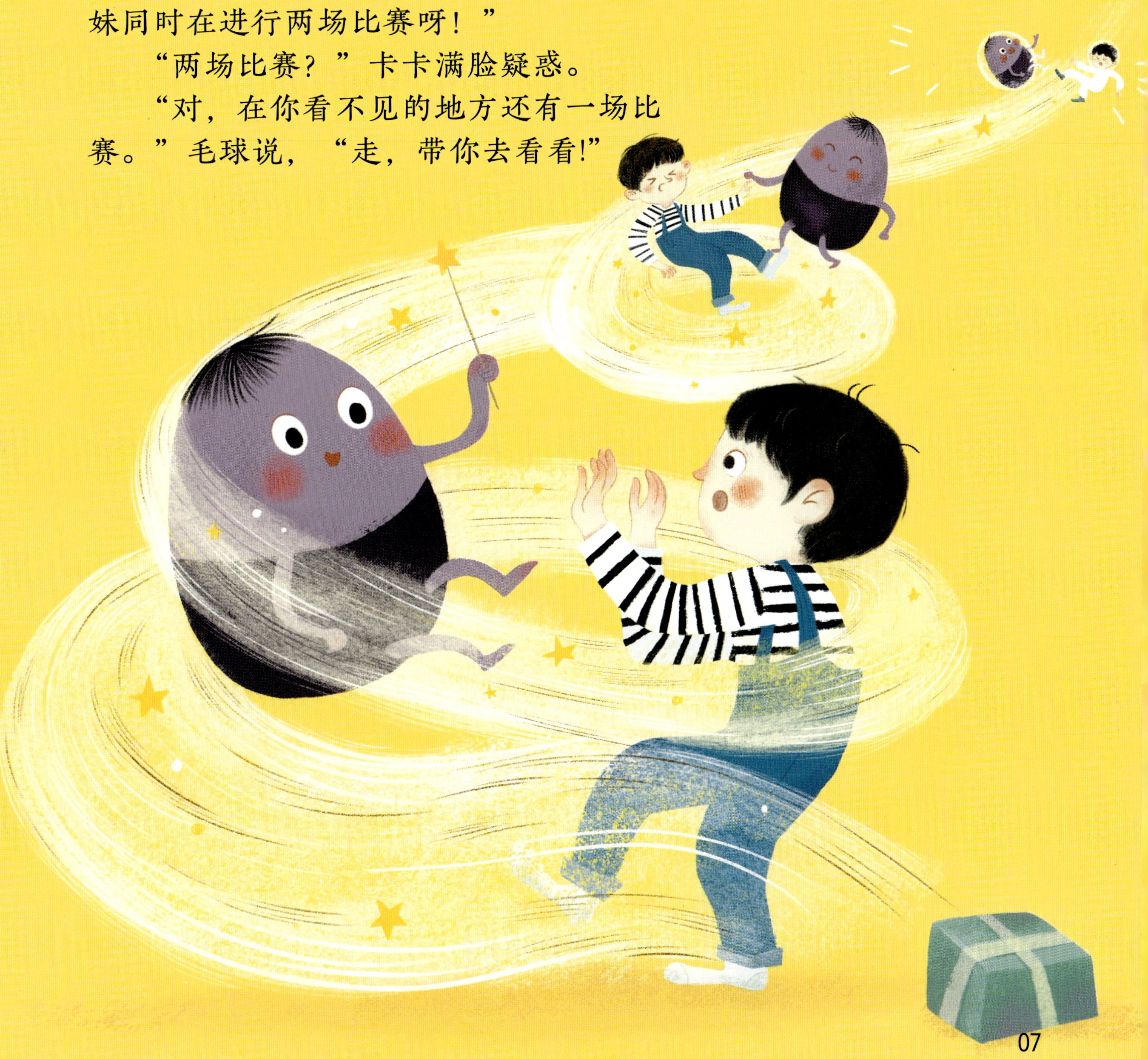

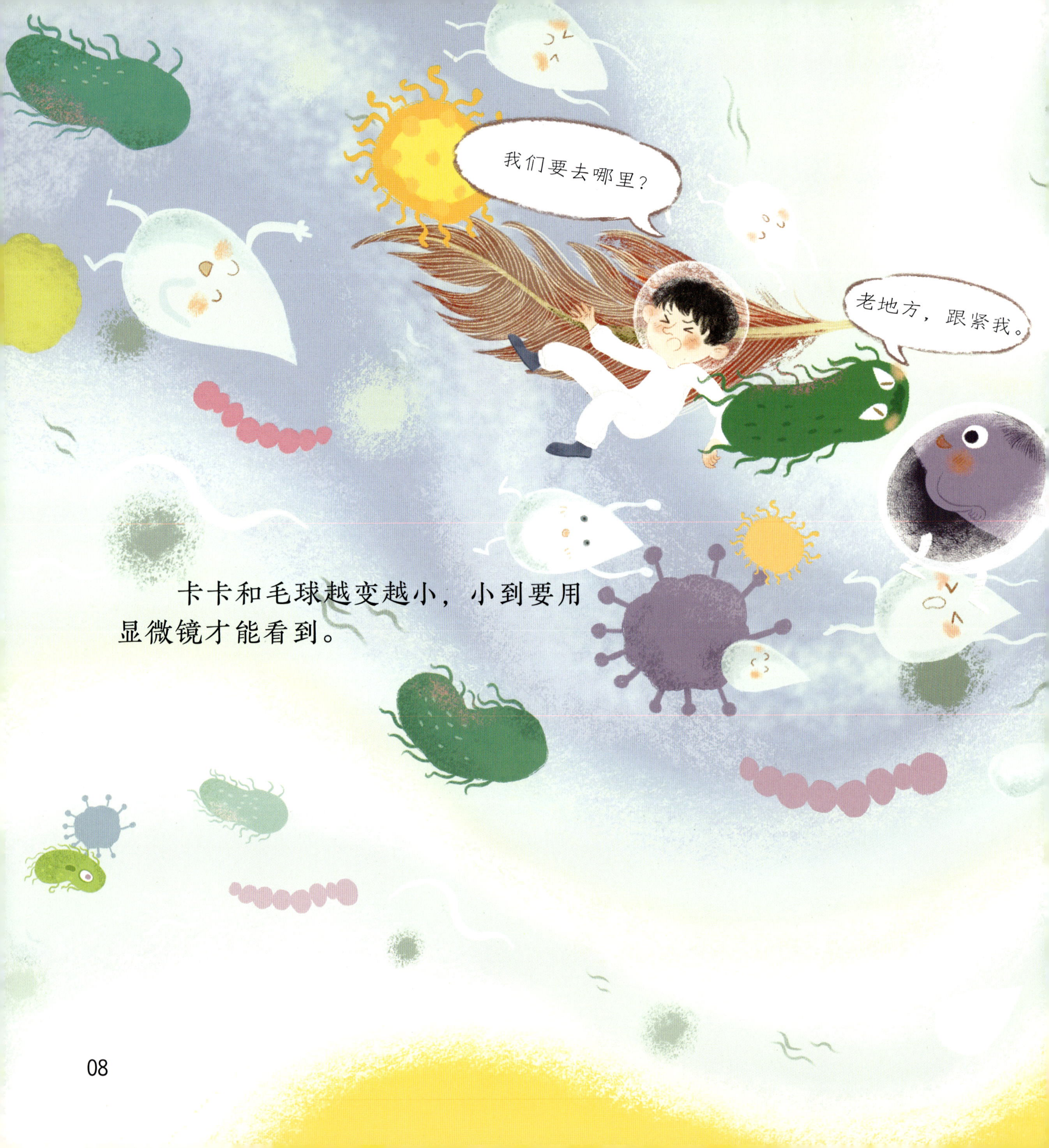

卡卡和毛球越变越小，小到要用显微镜才能看到。

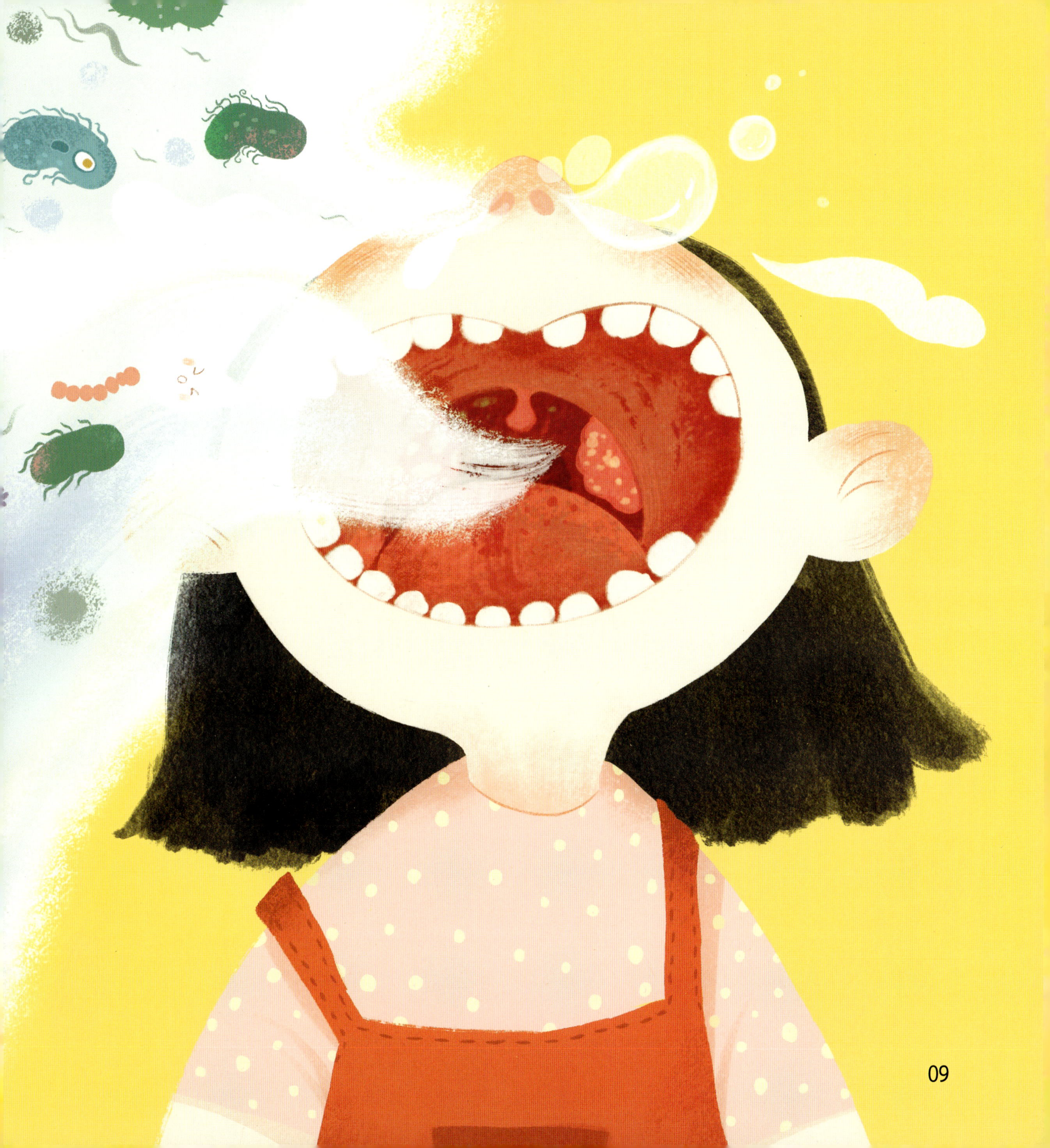

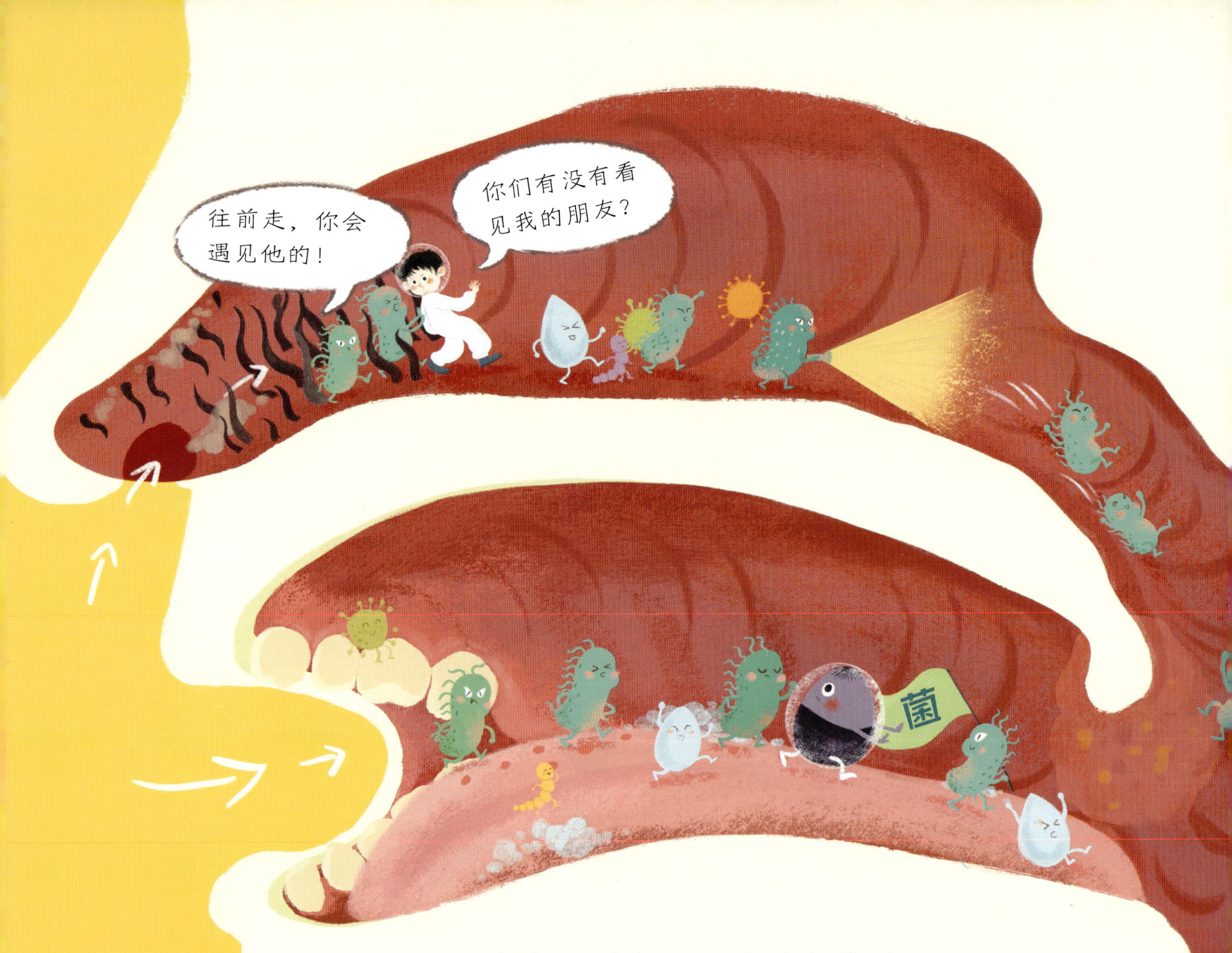

卡卡一不小心和毛球走散了，只能被一群不认识的家伙推着往前走。

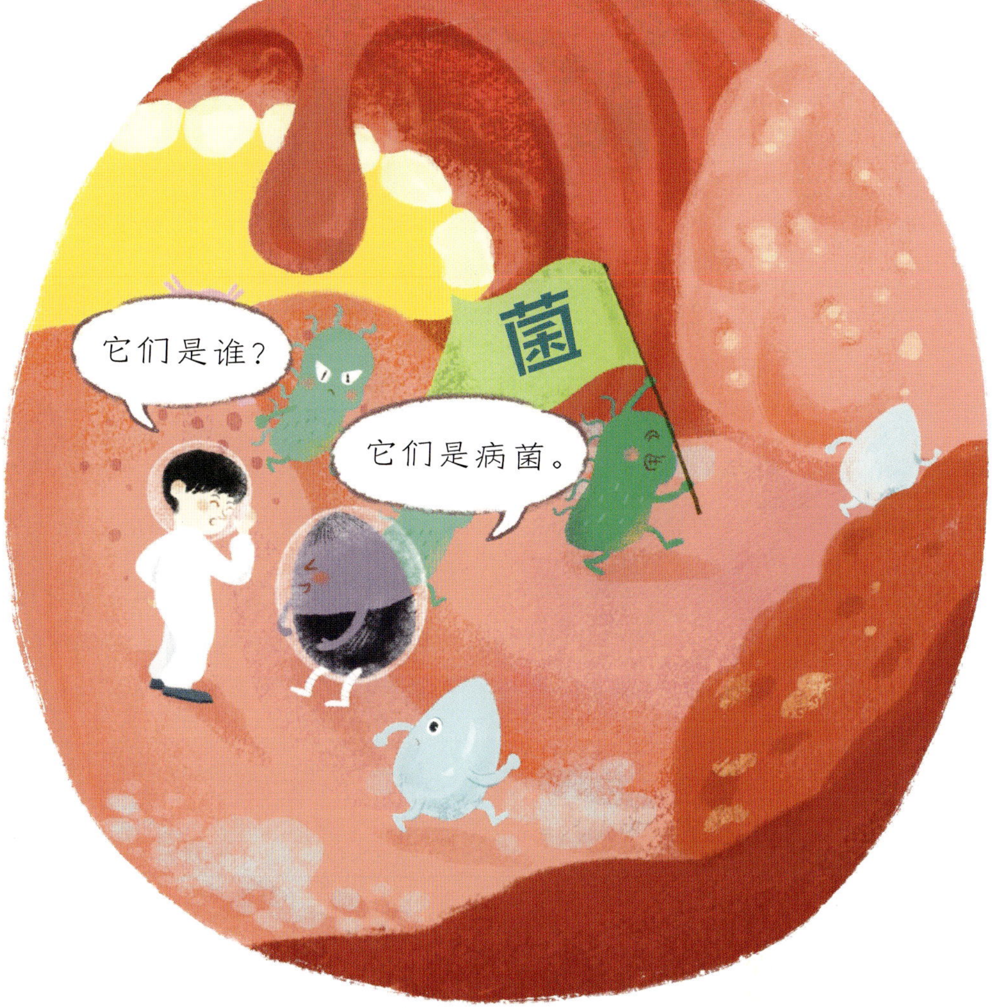

终于看见毛球了。

“来不及了，快跟我走。”一见面，毛球就催促卡卡道。

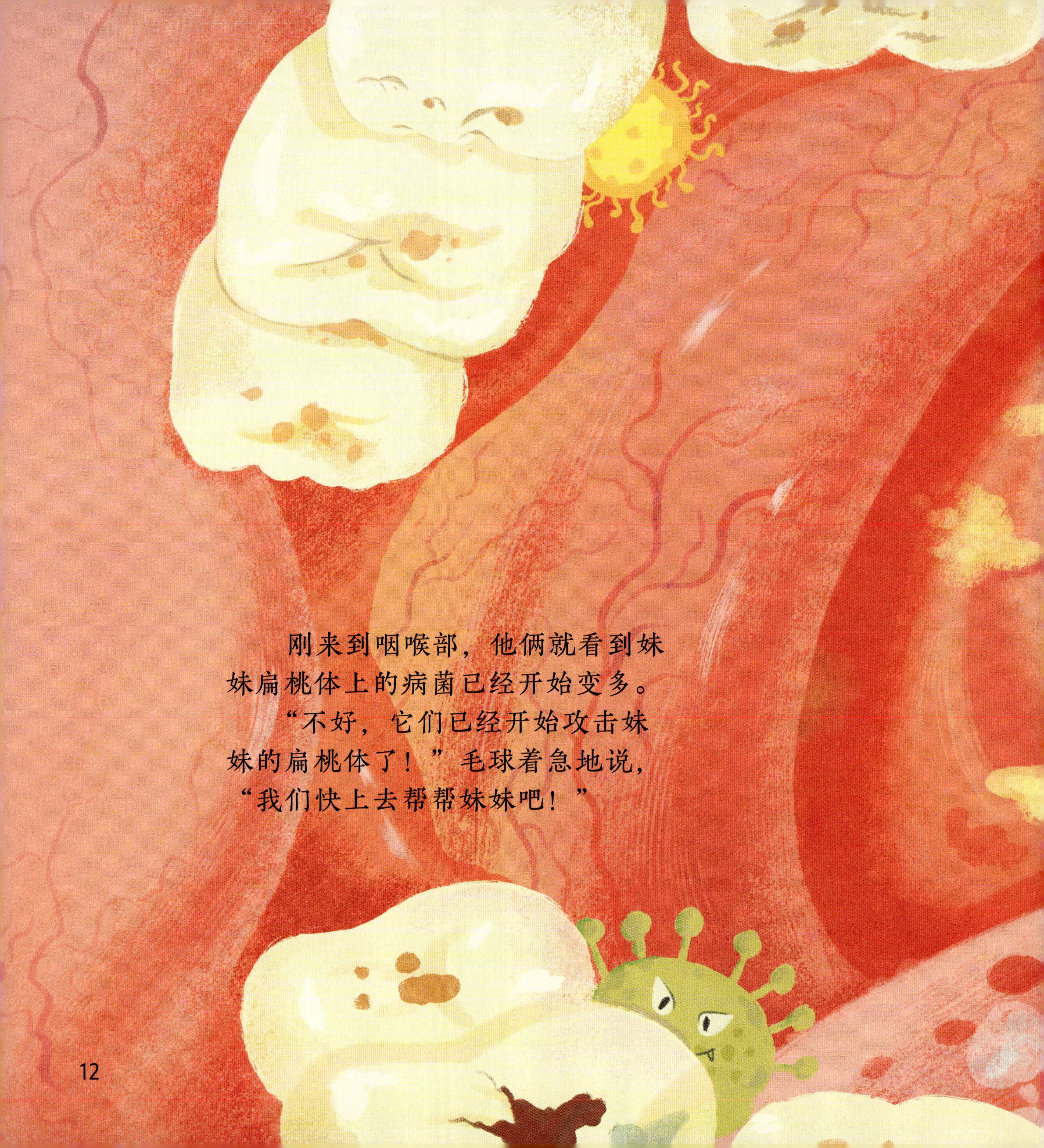

刚来到咽喉部，他俩就看到妹妹扁桃体上的病菌已经开始变多。

“不好，它们已经开始攻击妹妹的扁桃体了！”毛球着急地说，“我们快上去帮帮妹妹吧！”

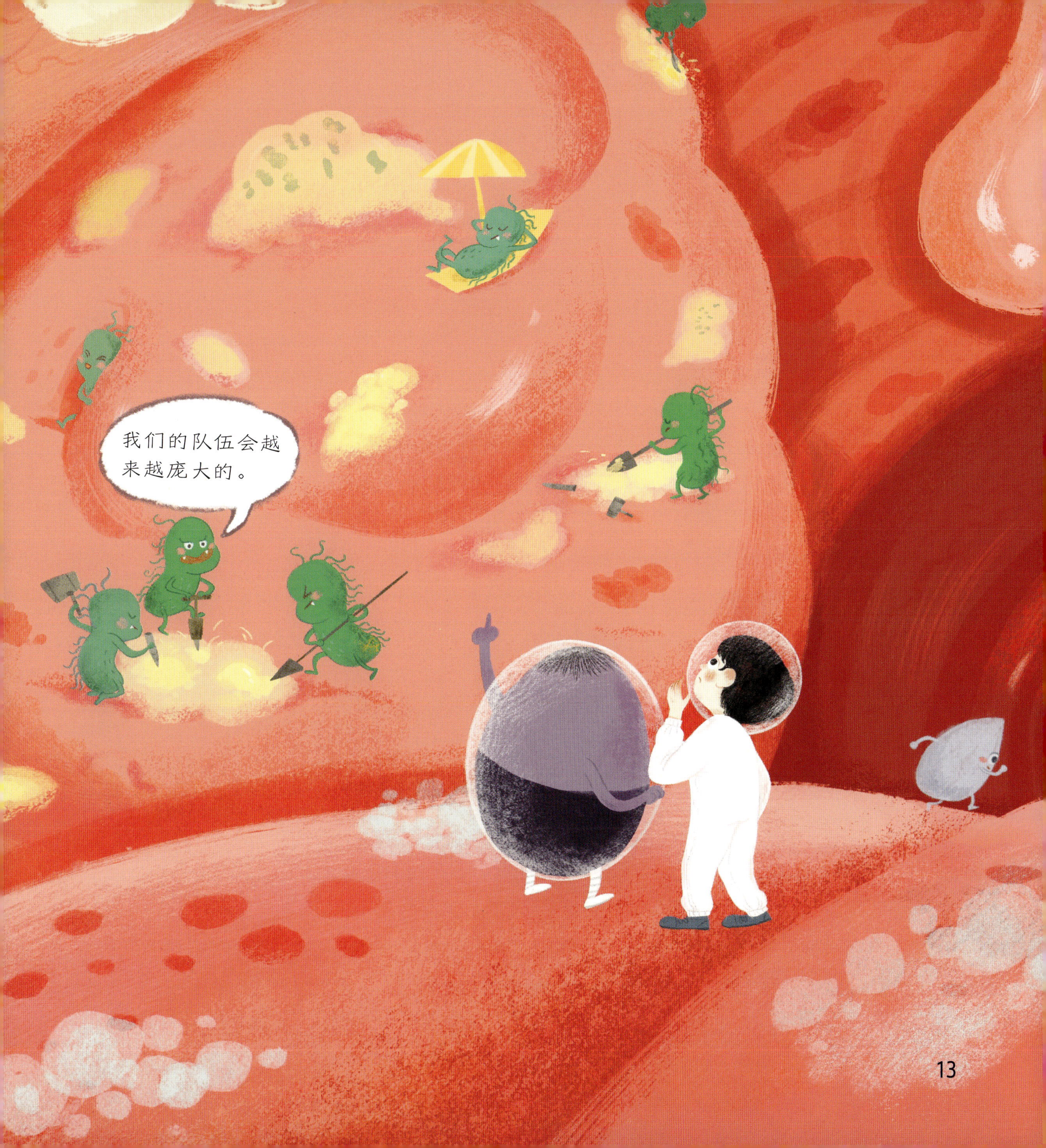
我们的队伍会越来越庞大的。

毛球和卡卡登上妹妹的扁桃体，还没来得及帮忙，一大群病菌便围了过来。

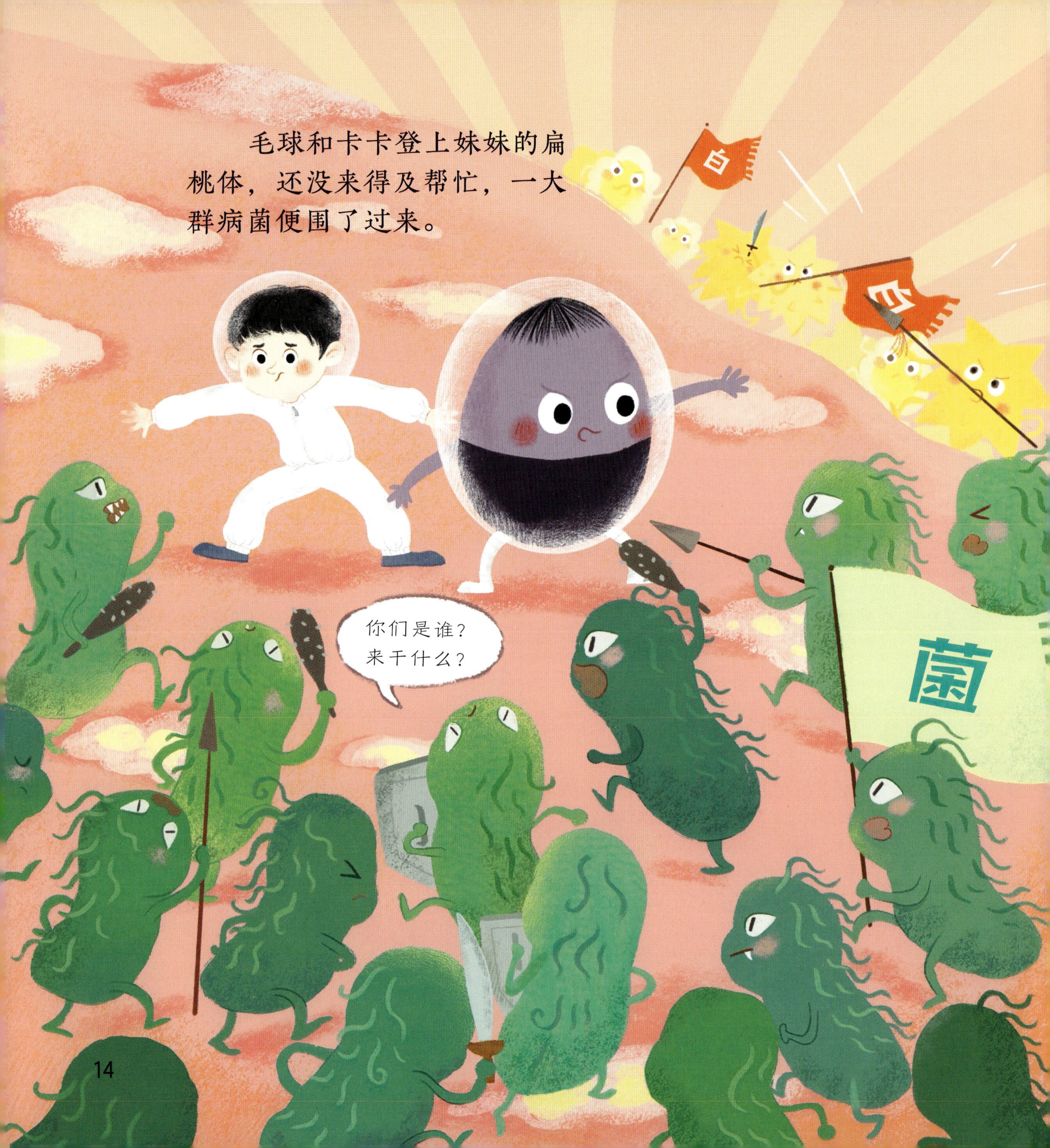

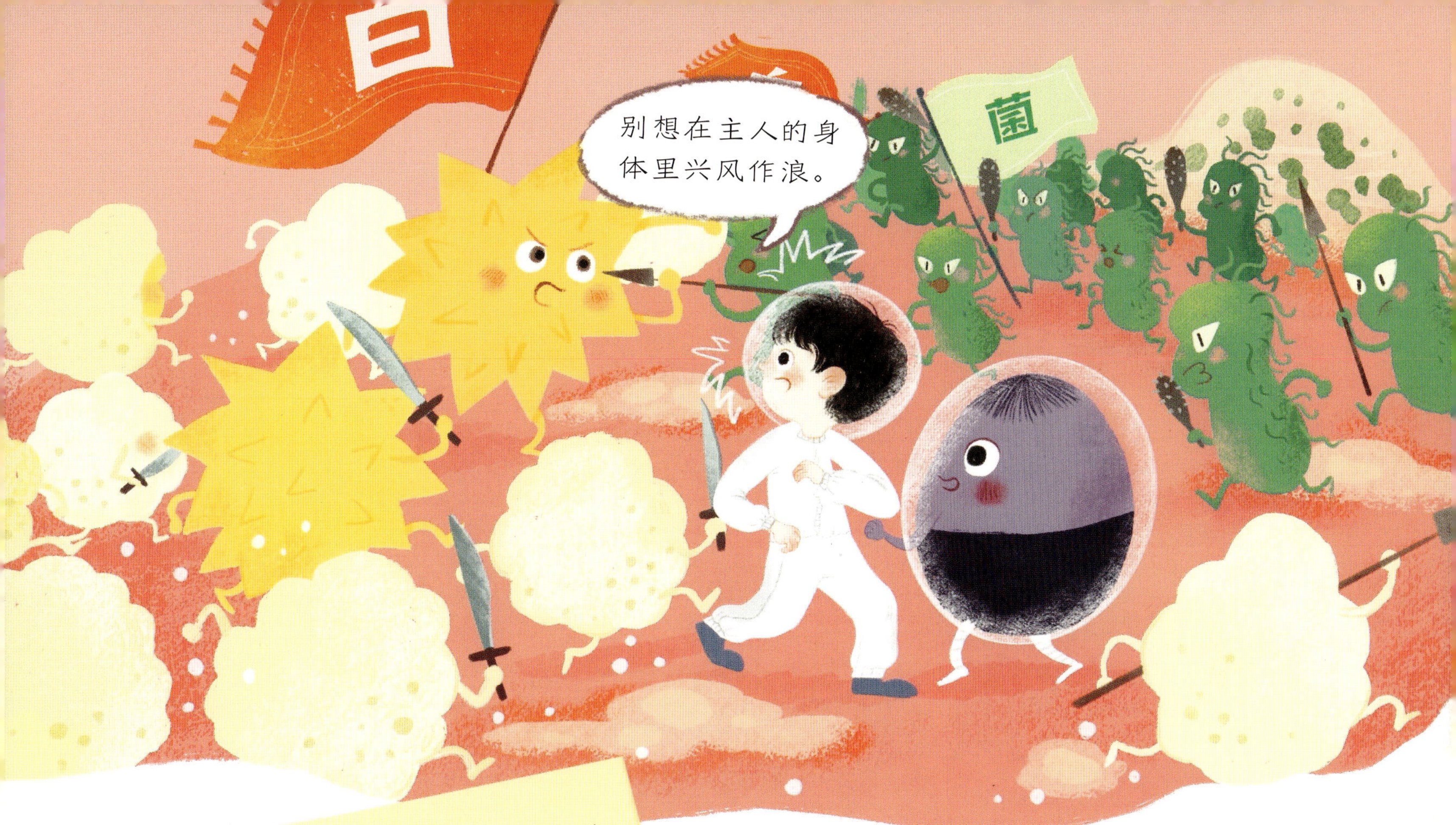

白细胞不是一种细胞，而是一类细胞的统称。让我们一起认识几种经常提到的白细胞吧！

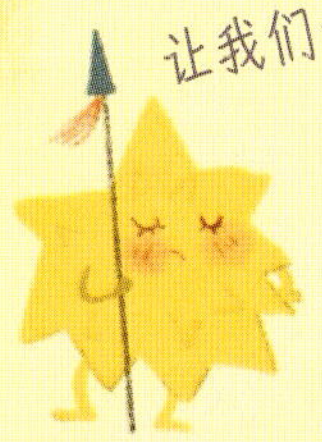

它是巨噬细胞，吞噬病菌，并让其他免疫细胞充满活力。

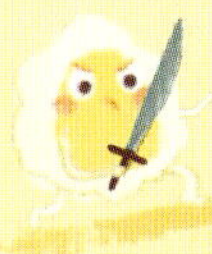

它是NK细胞，面对病菌它可以快速出击，是人体免疫狙击手。

就在这时，又冲来一大队人马：“你们不属于这里，快离开！”

原来是妹妹体内的免疫大军白细胞们赶来了。

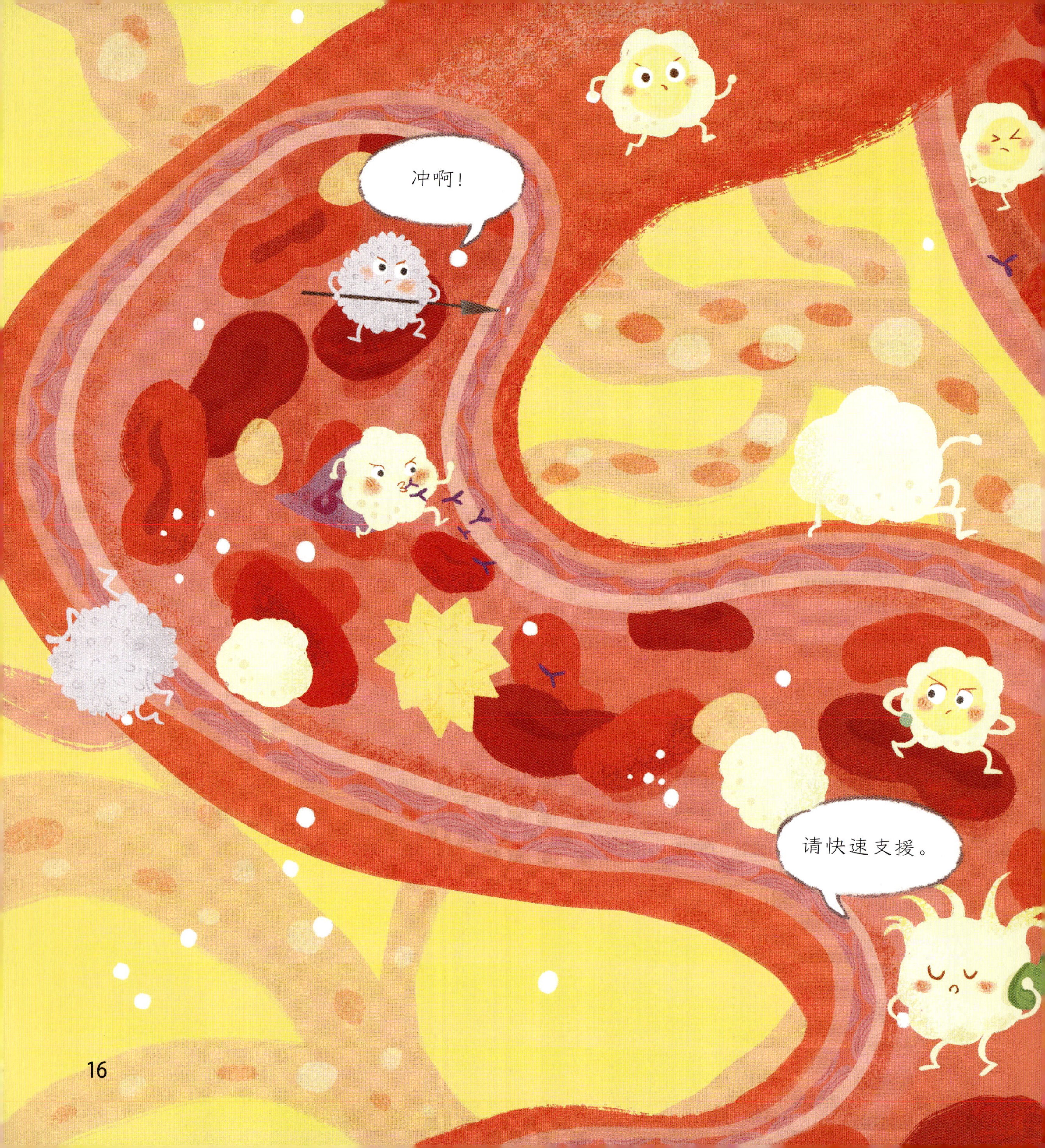
冲啊！
请快速支援。

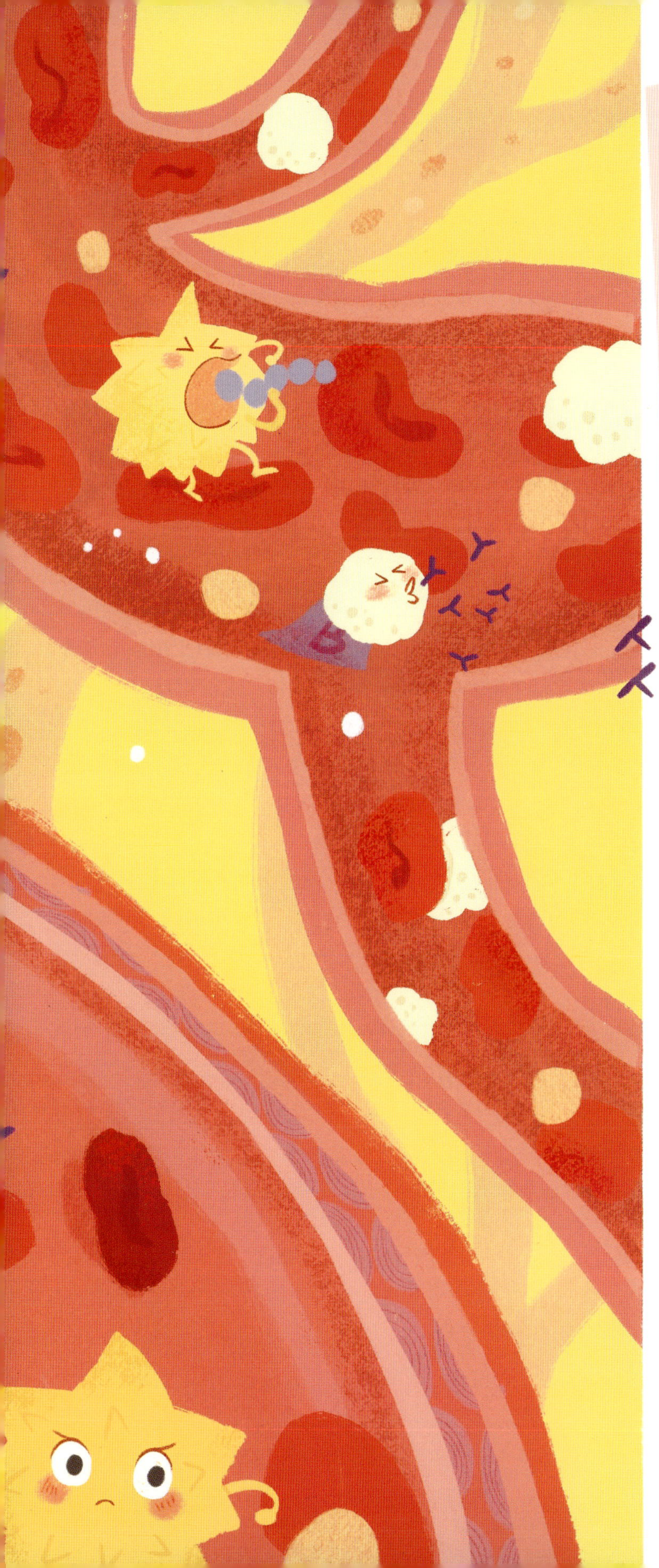

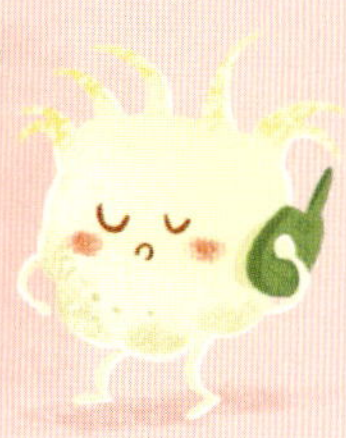

它是树突细胞，像一个监控员，当病菌入侵时迅速通知大家准备迎战。

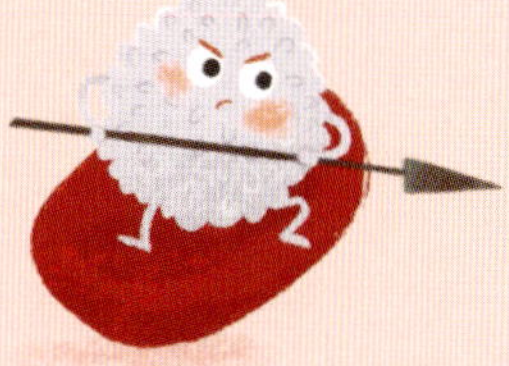

它是T细胞，能够识别被病菌感染的细胞并杀死它们，协助B细胞产生抗体。

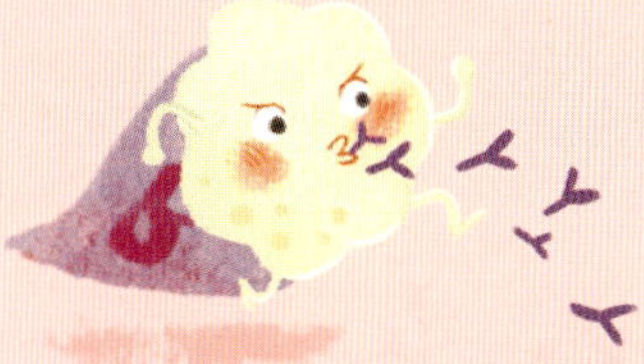

它是B细胞，在抗原刺激下变为浆细胞，产生抗体。

“太棒了，免疫大军都赶来了！一场真正的战役就要开始了！”毛球激动地说。

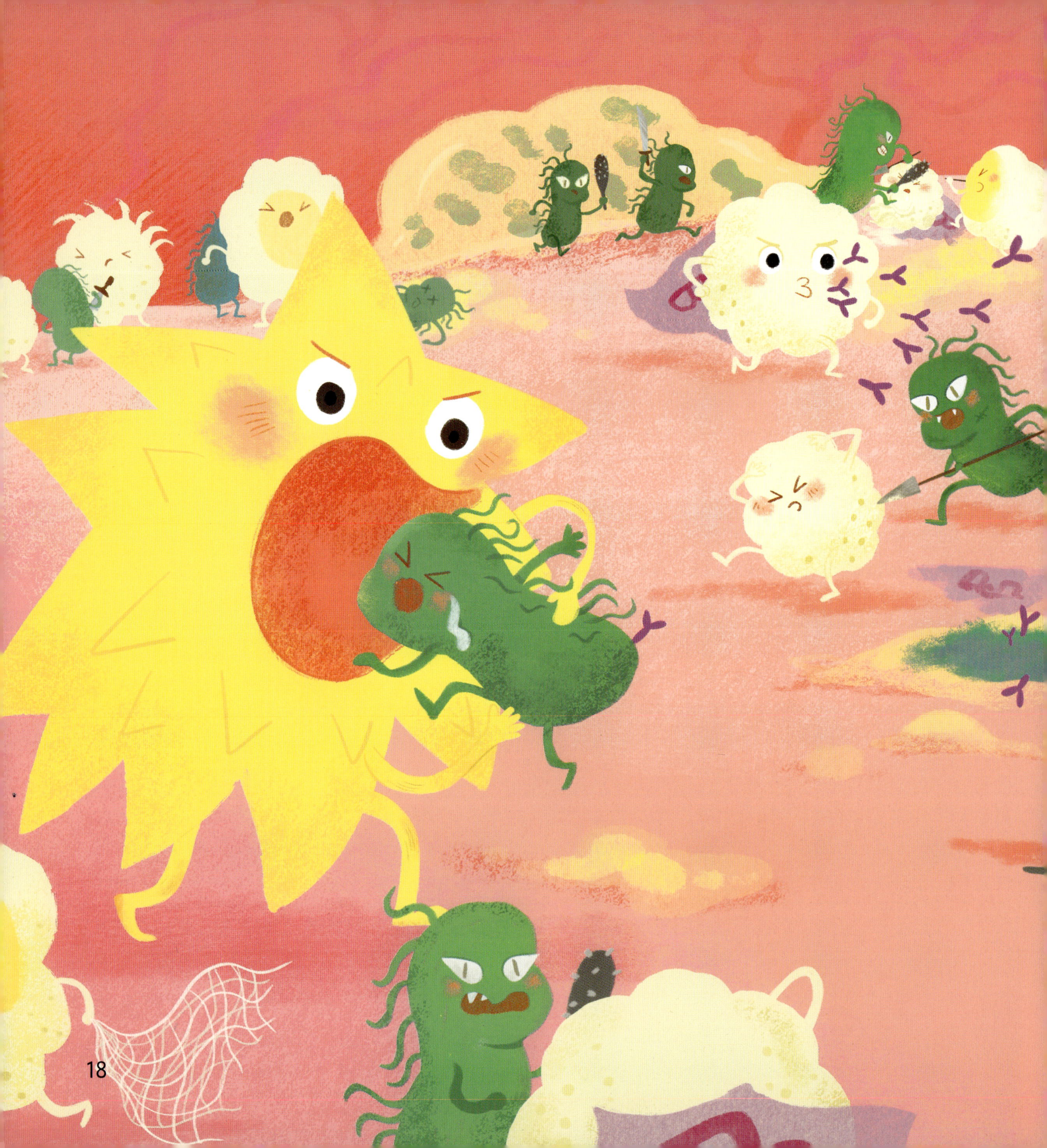

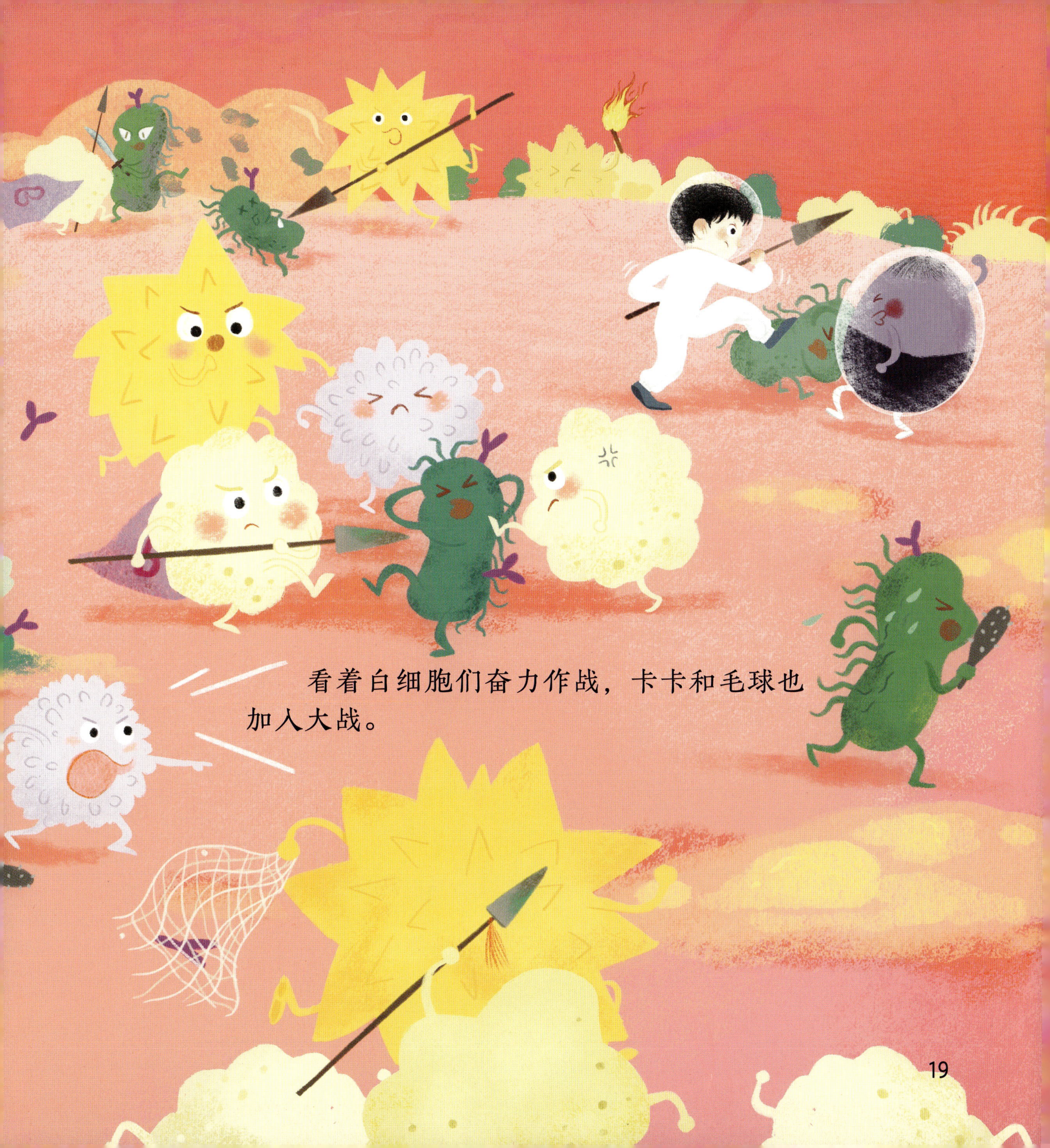

看着白细胞们奋力作战，卡卡和毛球也加入大战。

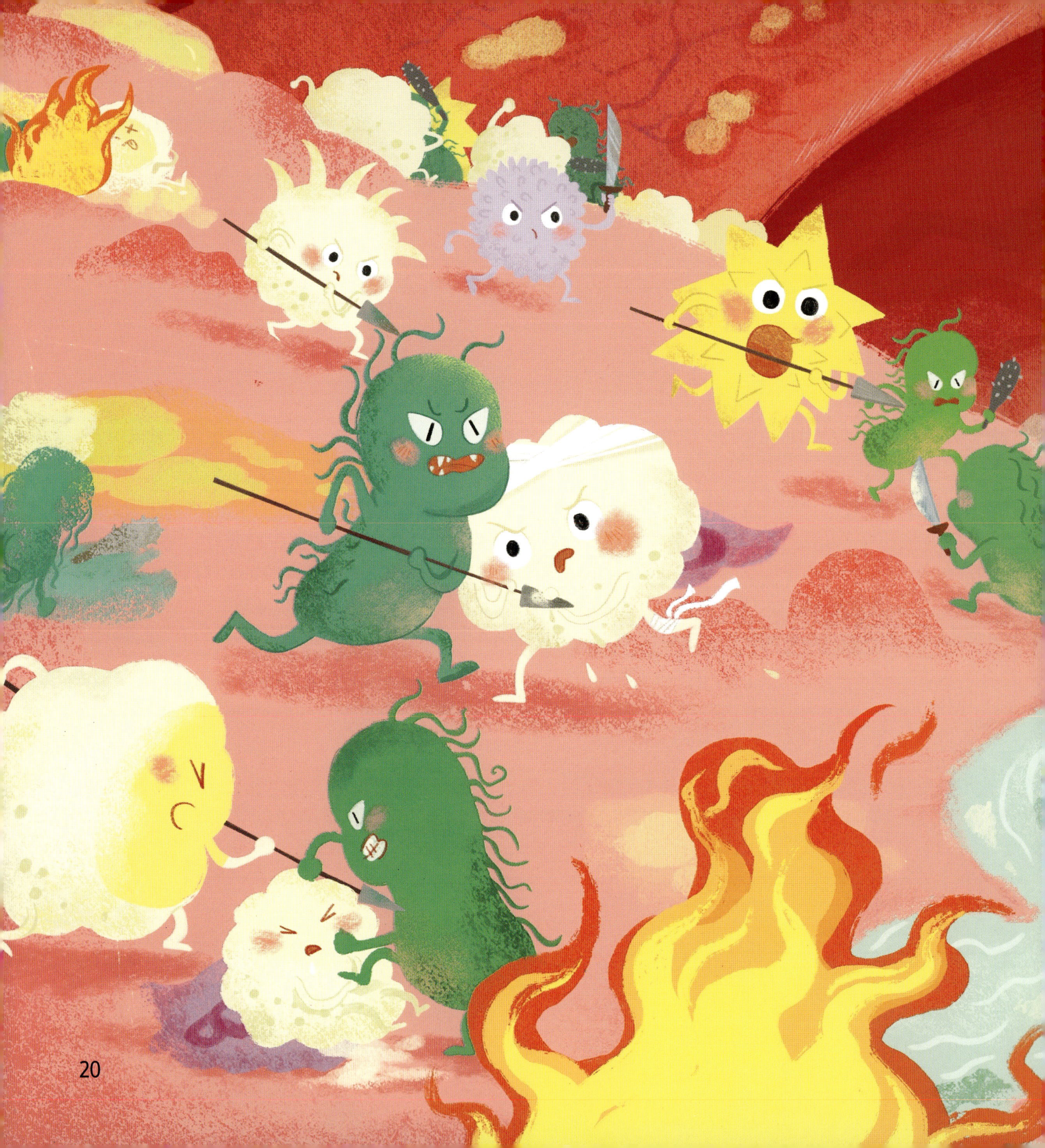

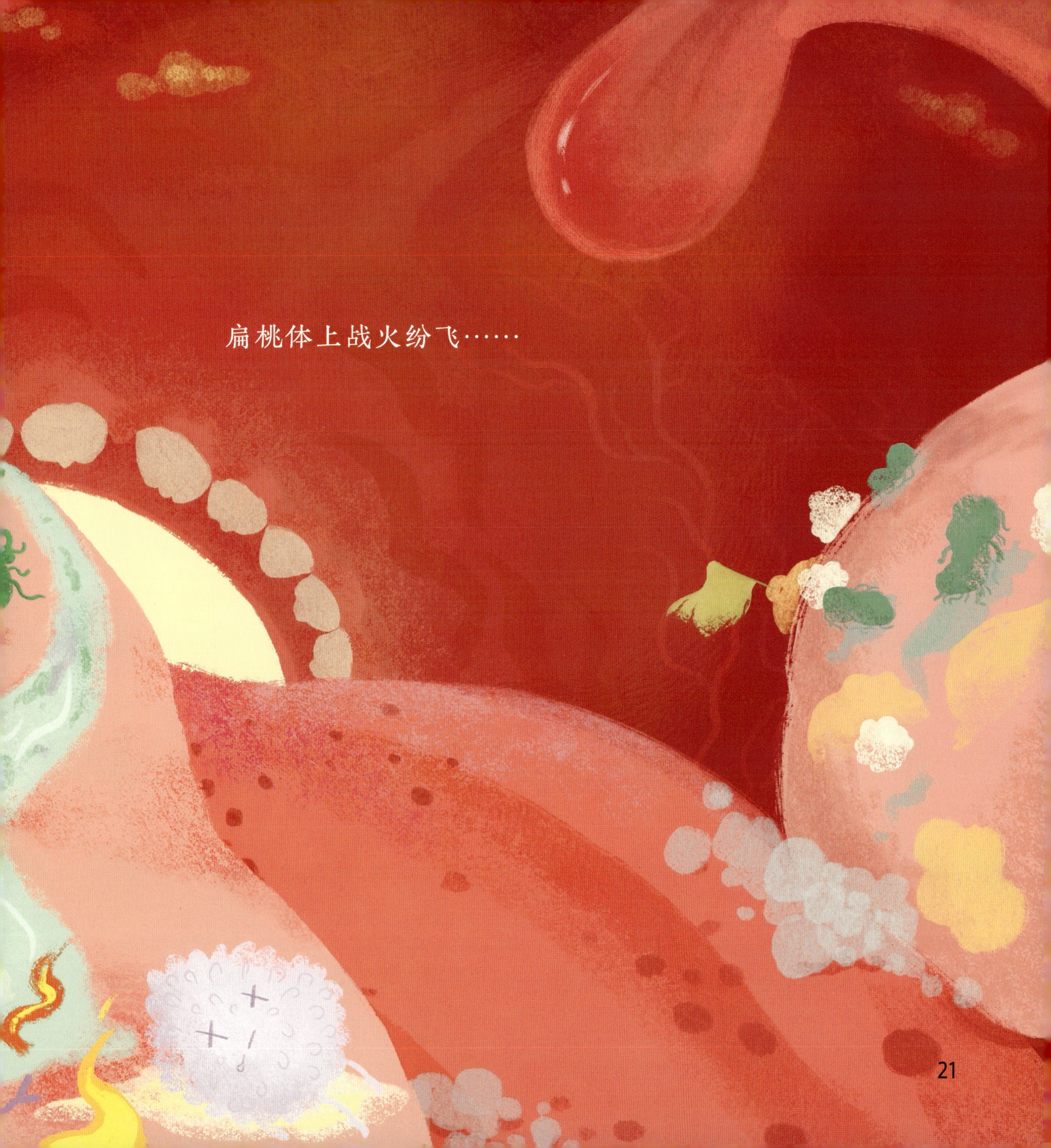

扁桃体上战火纷飞……

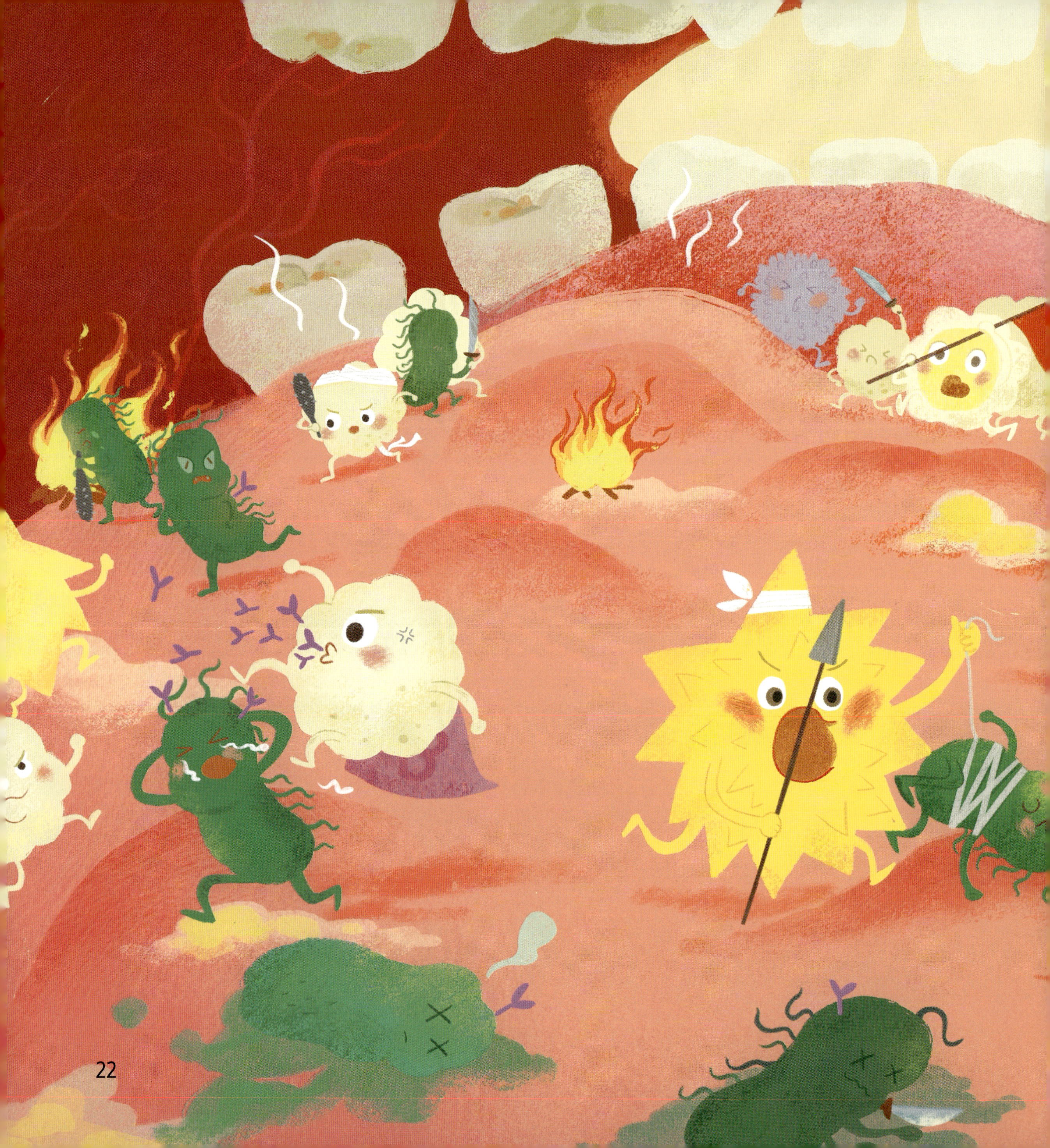

随着这场大战进入白热化阶段，妹妹的体内开始发热，病菌们渐渐体力不支。

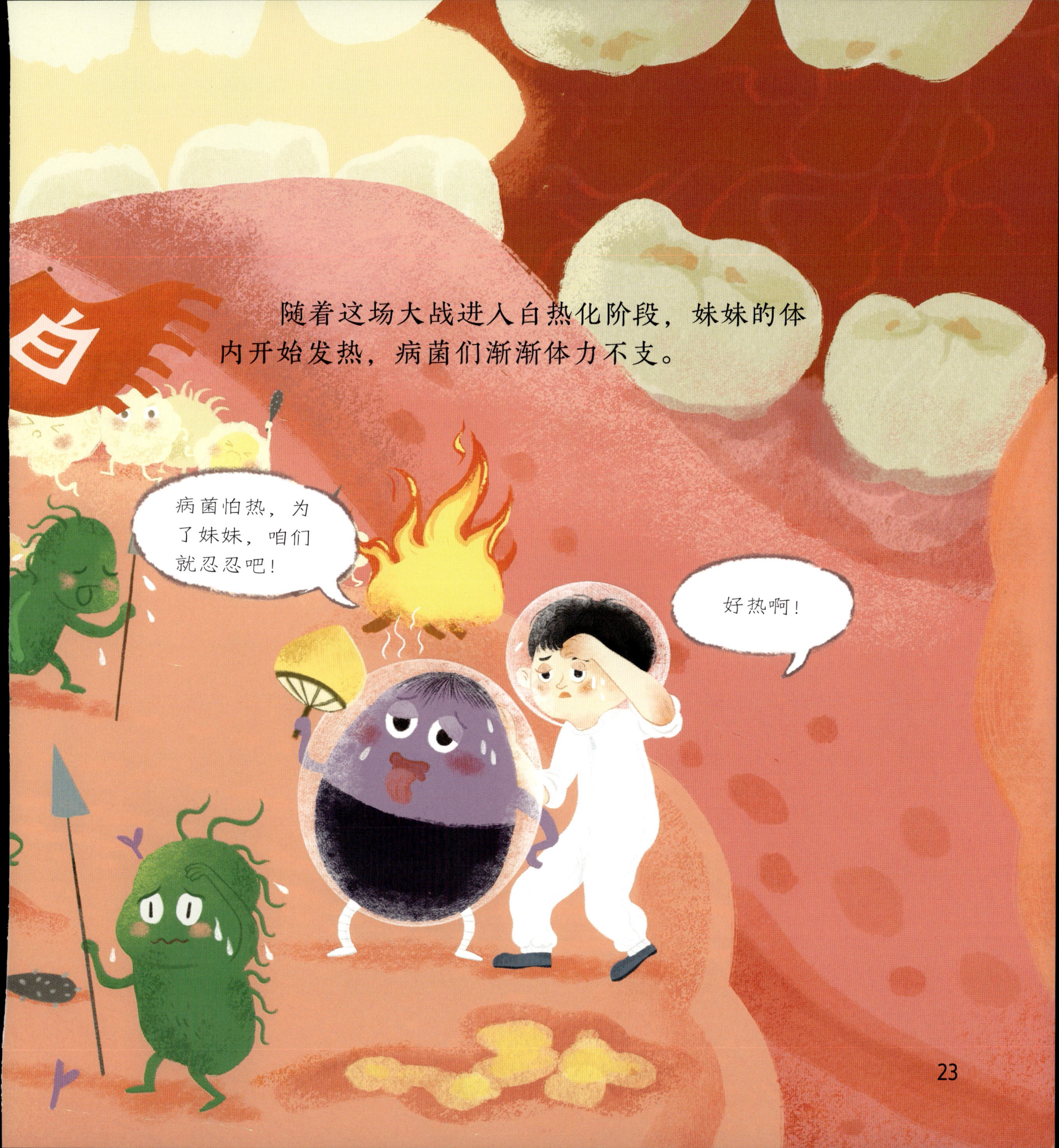

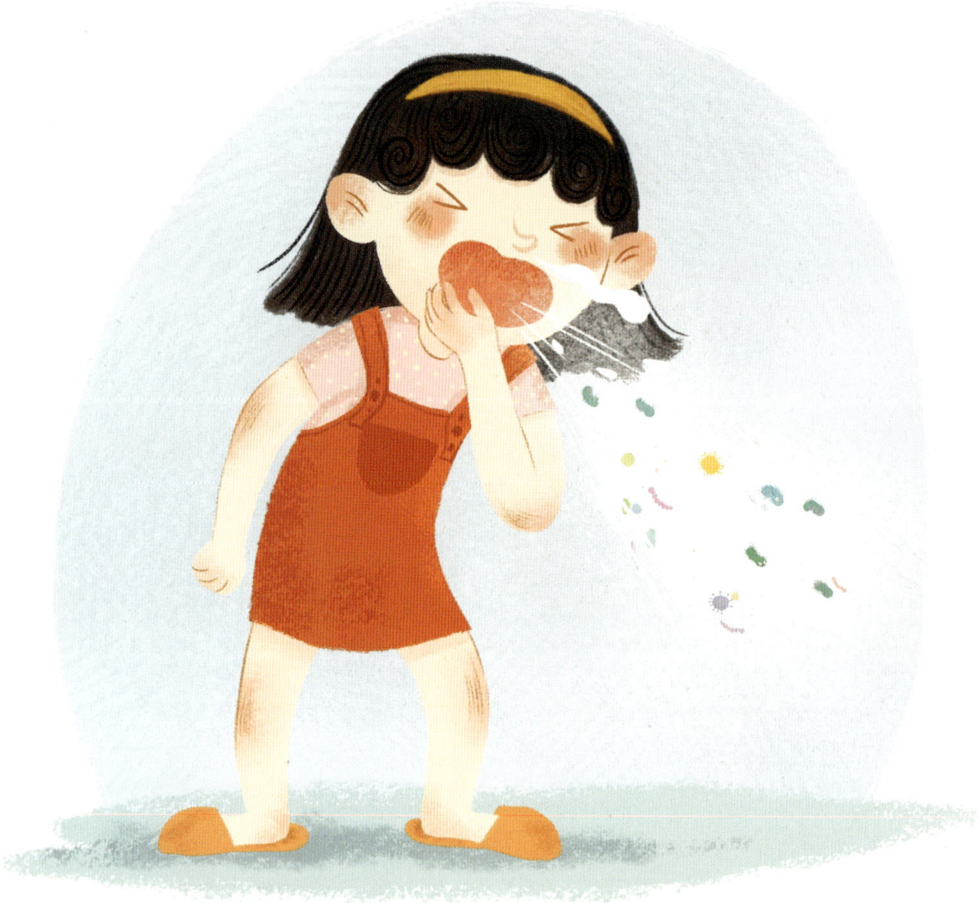

妹妹的嗓子越来越疼，

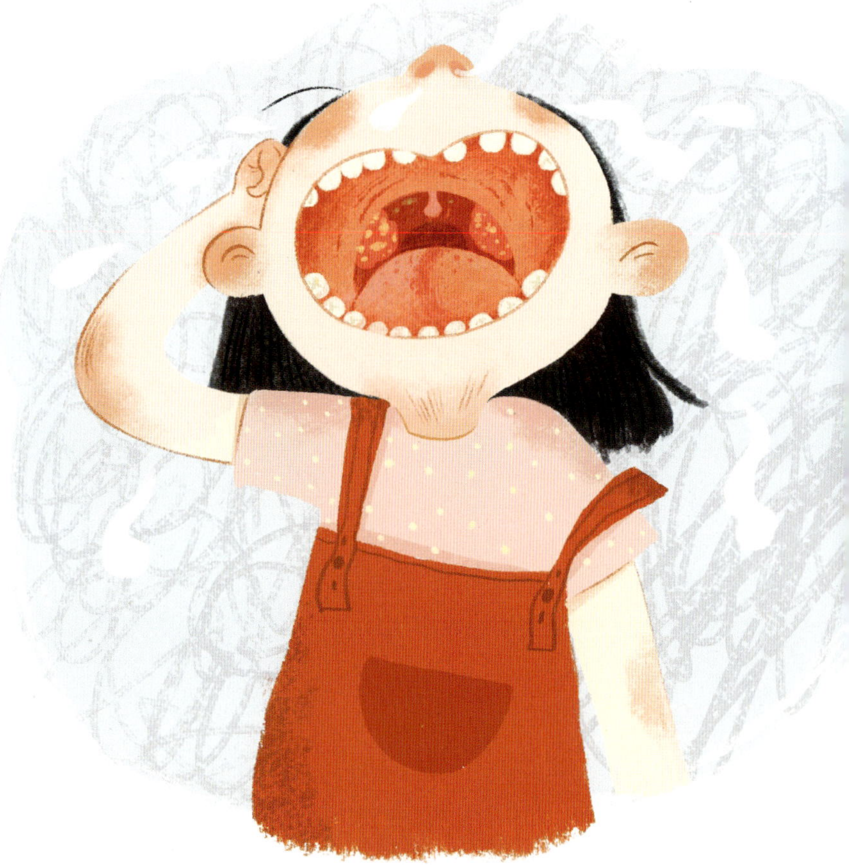

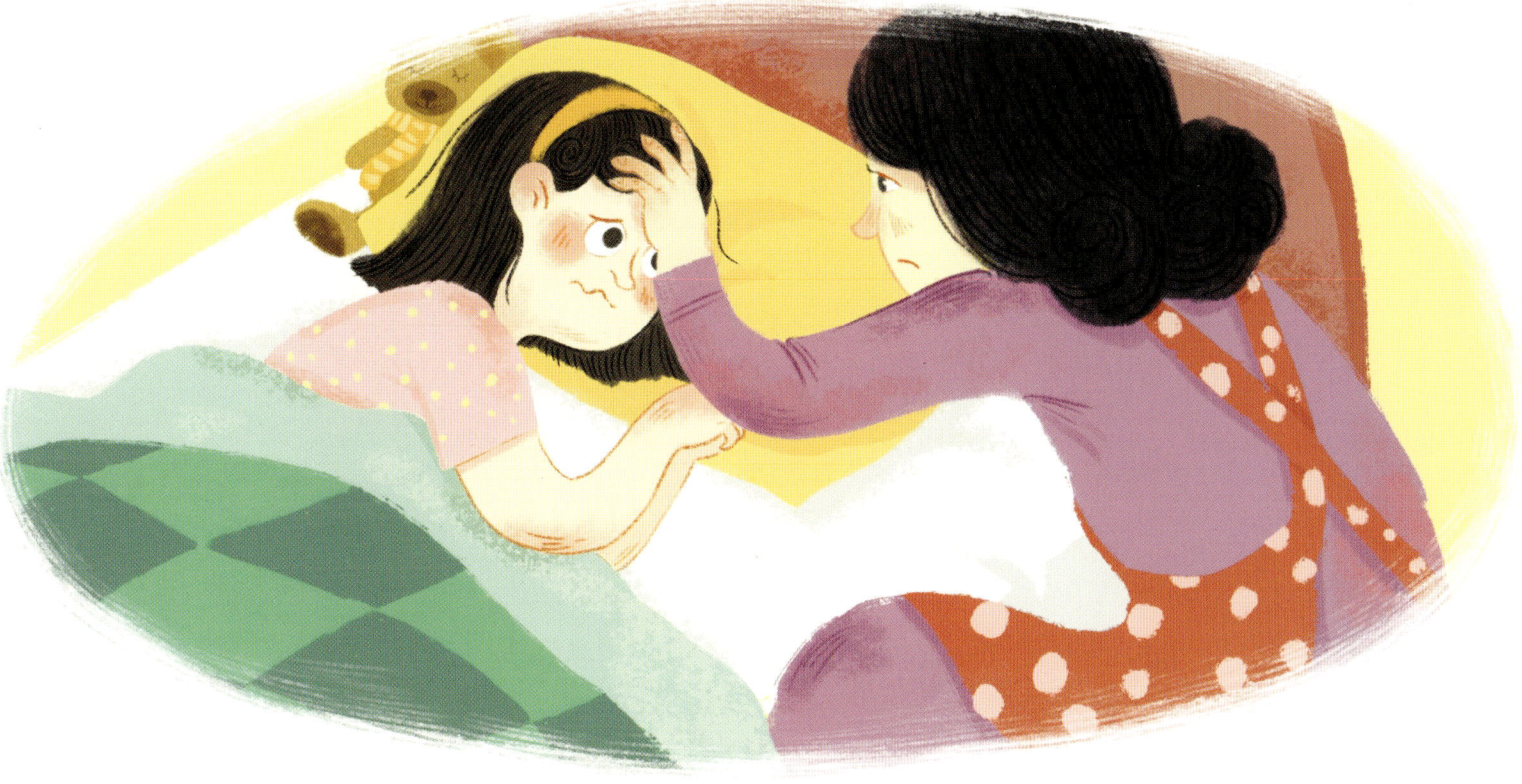

她发烧了。

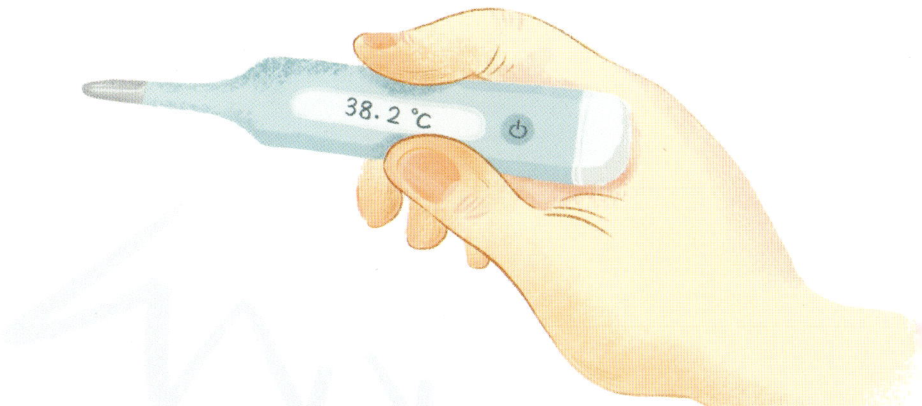

妈妈带妹妹去医院看病。

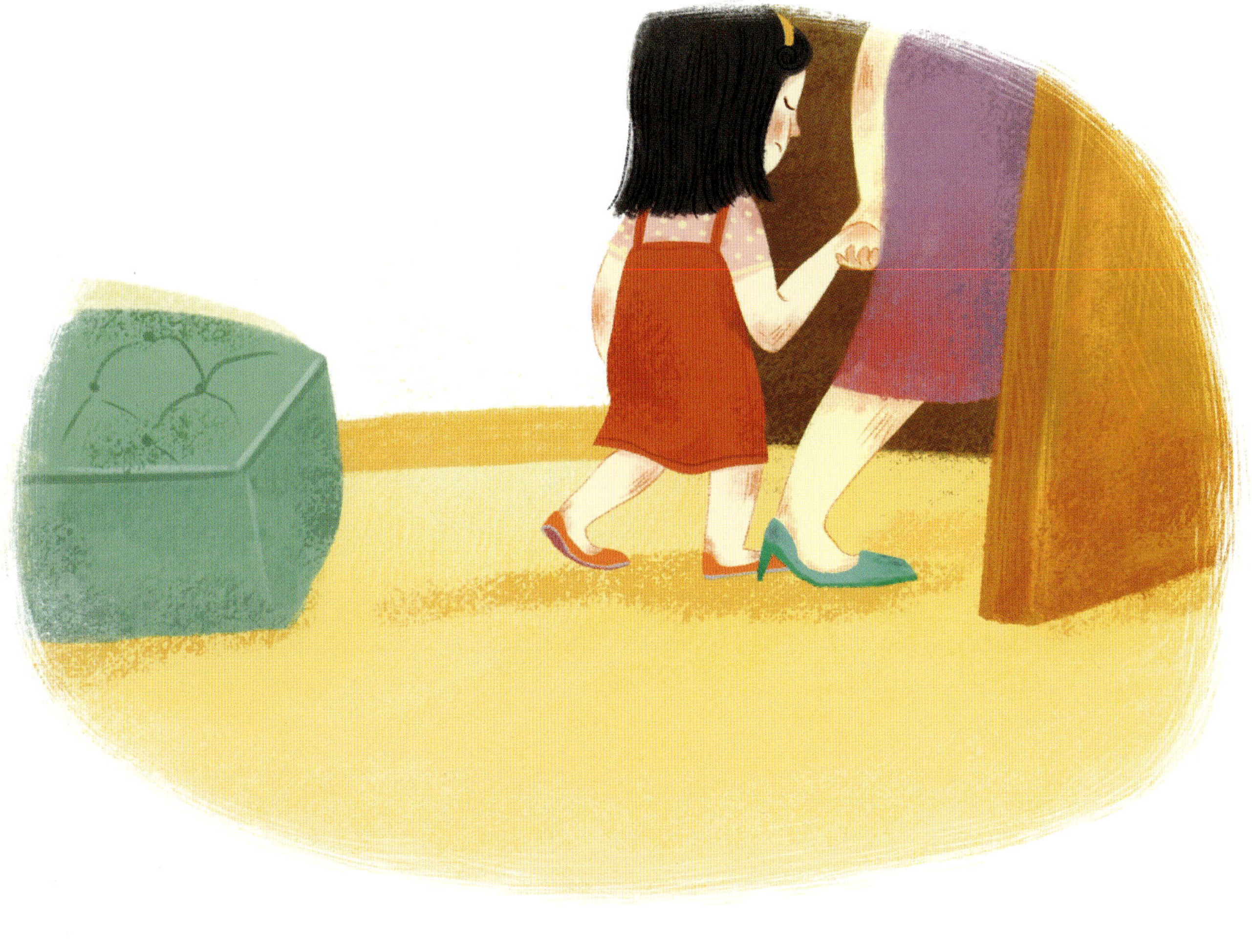

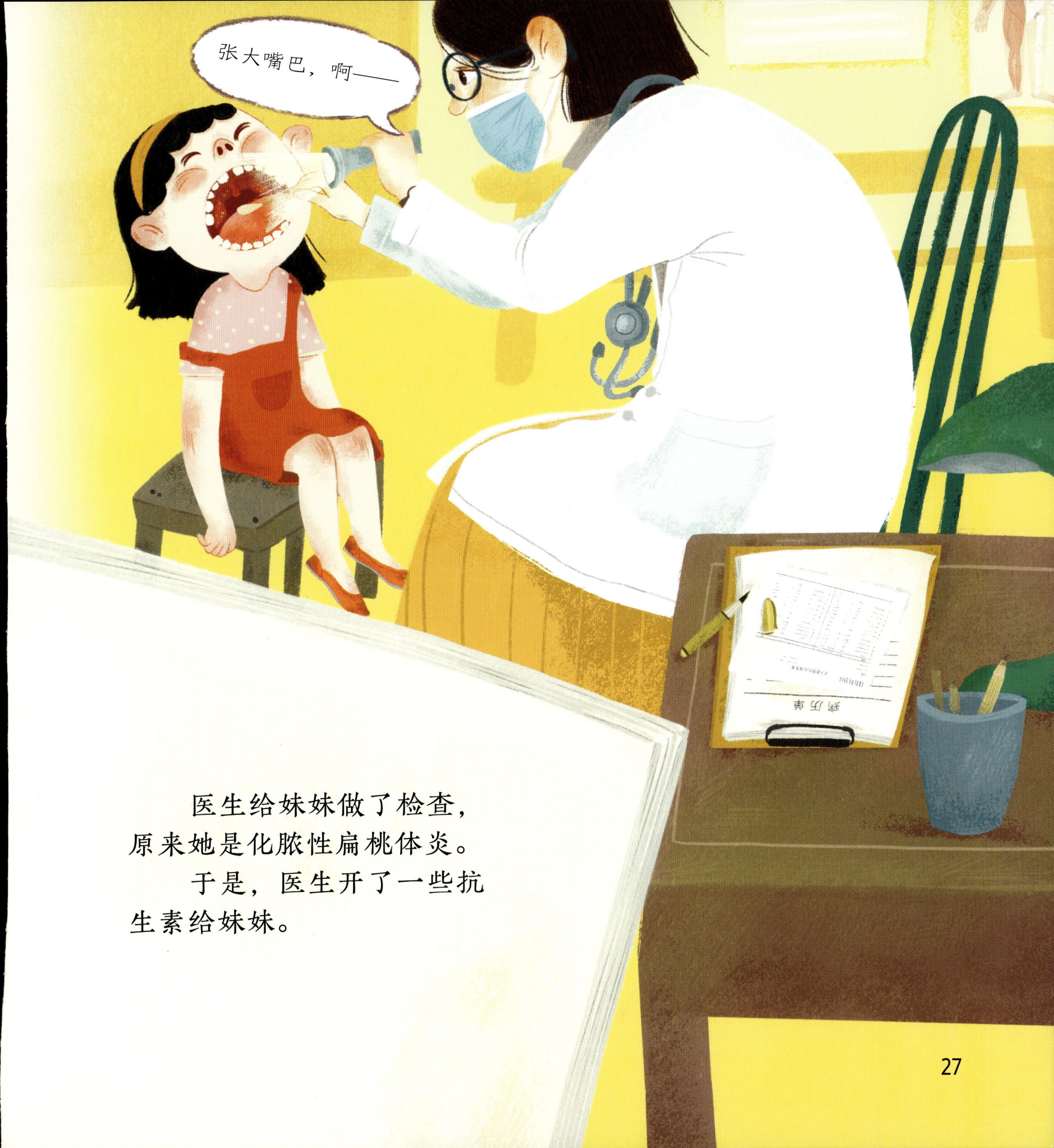

医生给妹妹做了检查，原来她是化脓性扁桃体炎。

于是，医生开了一些抗生素给妹妹。

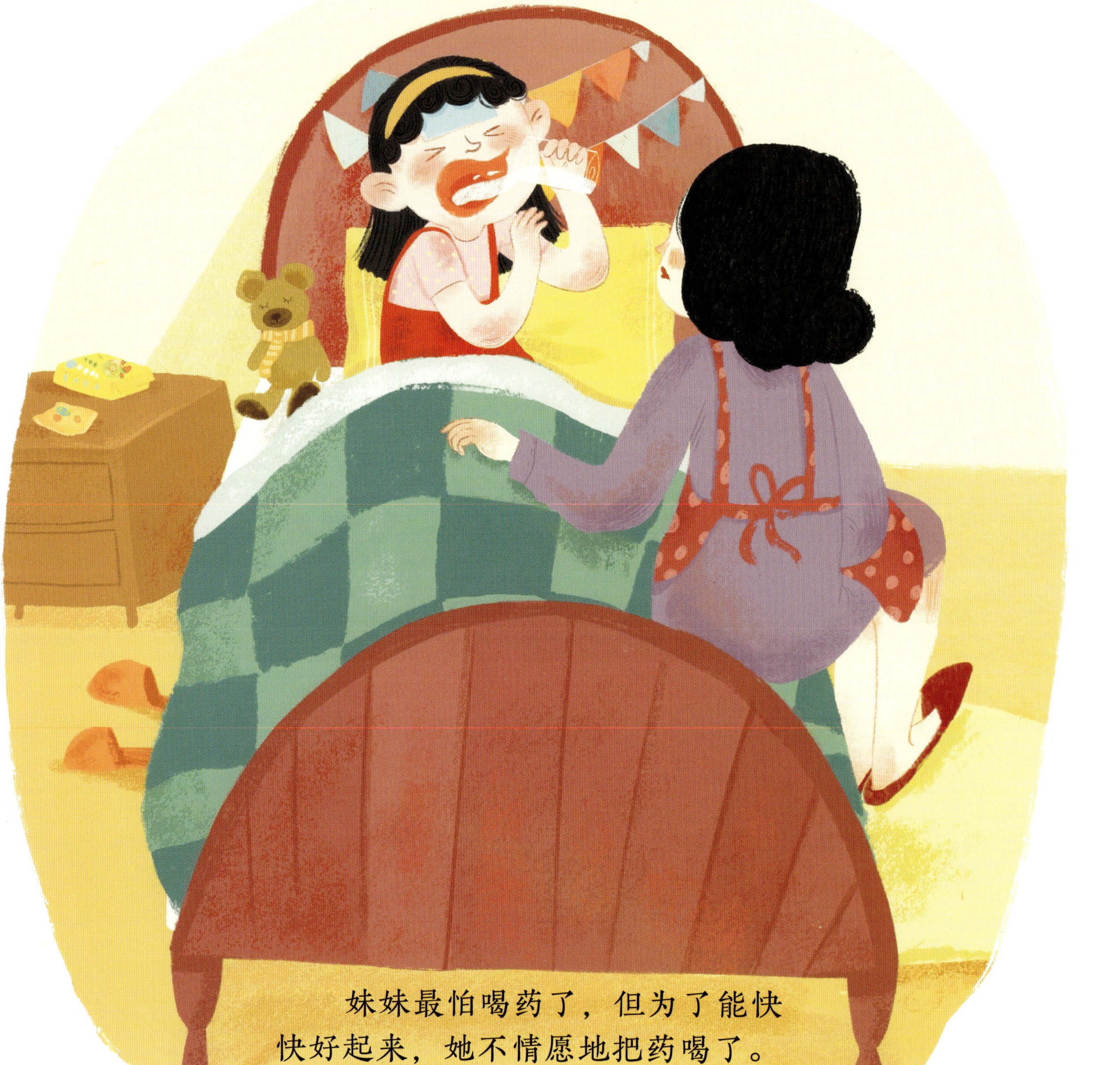

　　妹妹最怕喝药了，但为了能快快好起来，她不情愿地把药喝了。

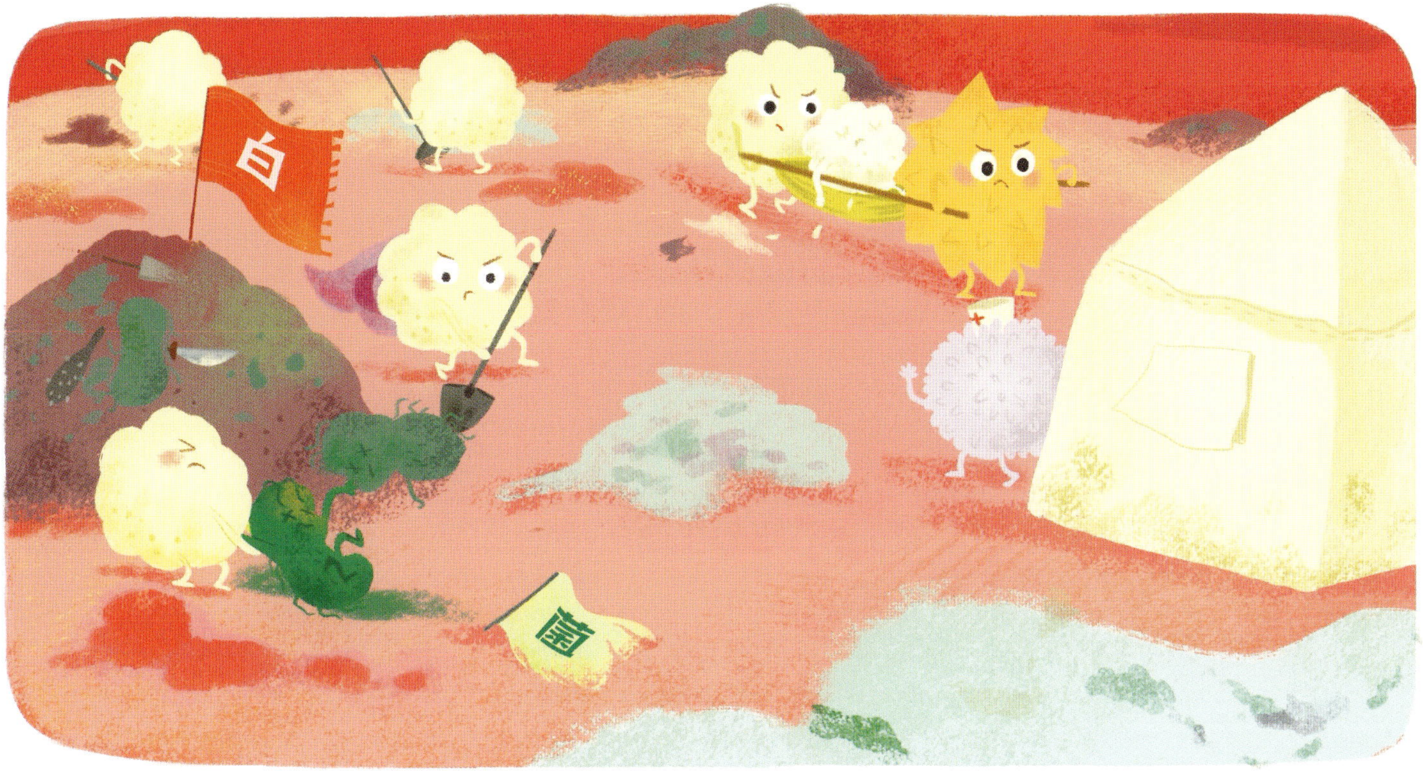

毛球和卡卡趁着妹妹咳嗽，离开了她的身体。

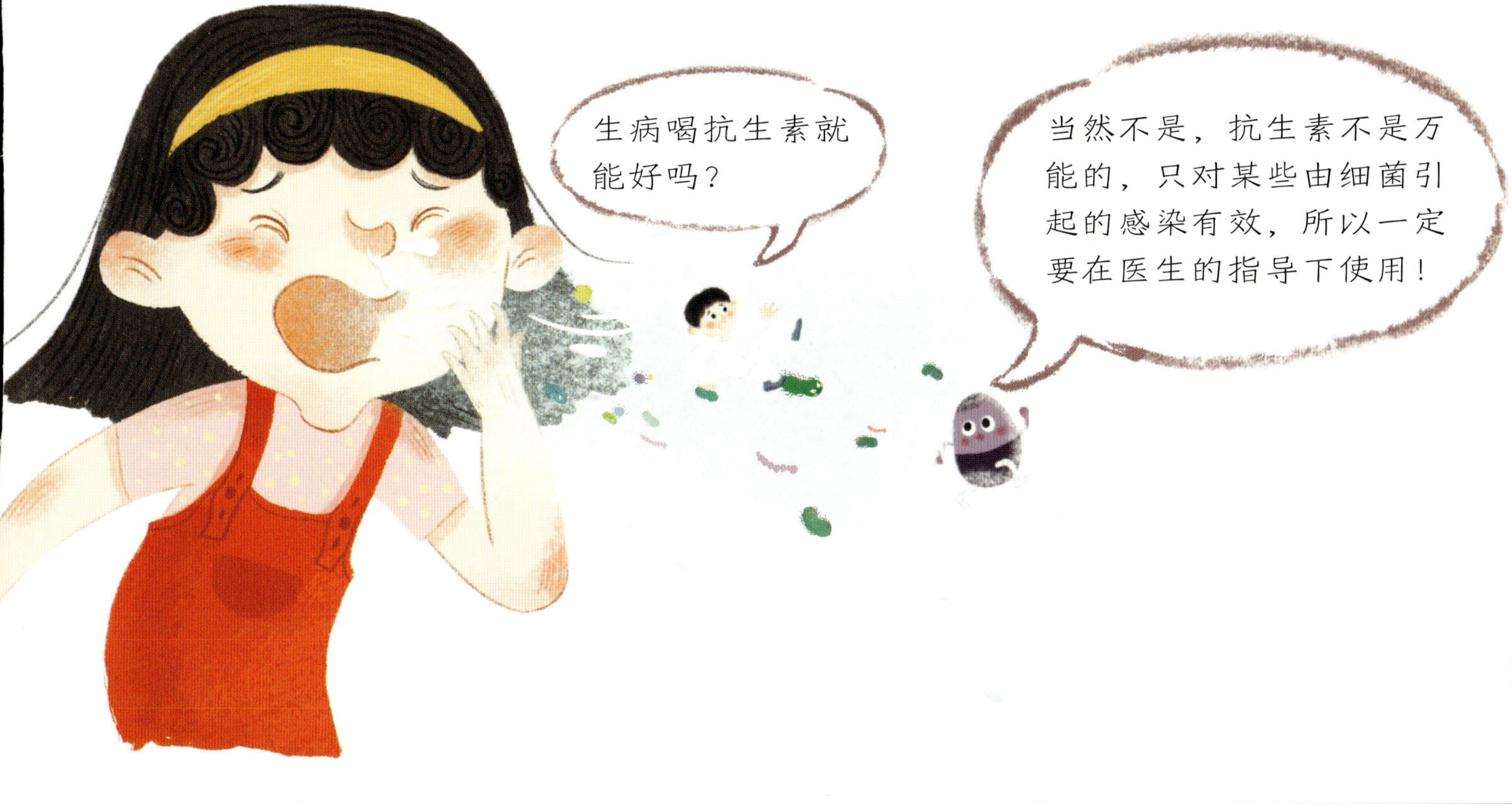

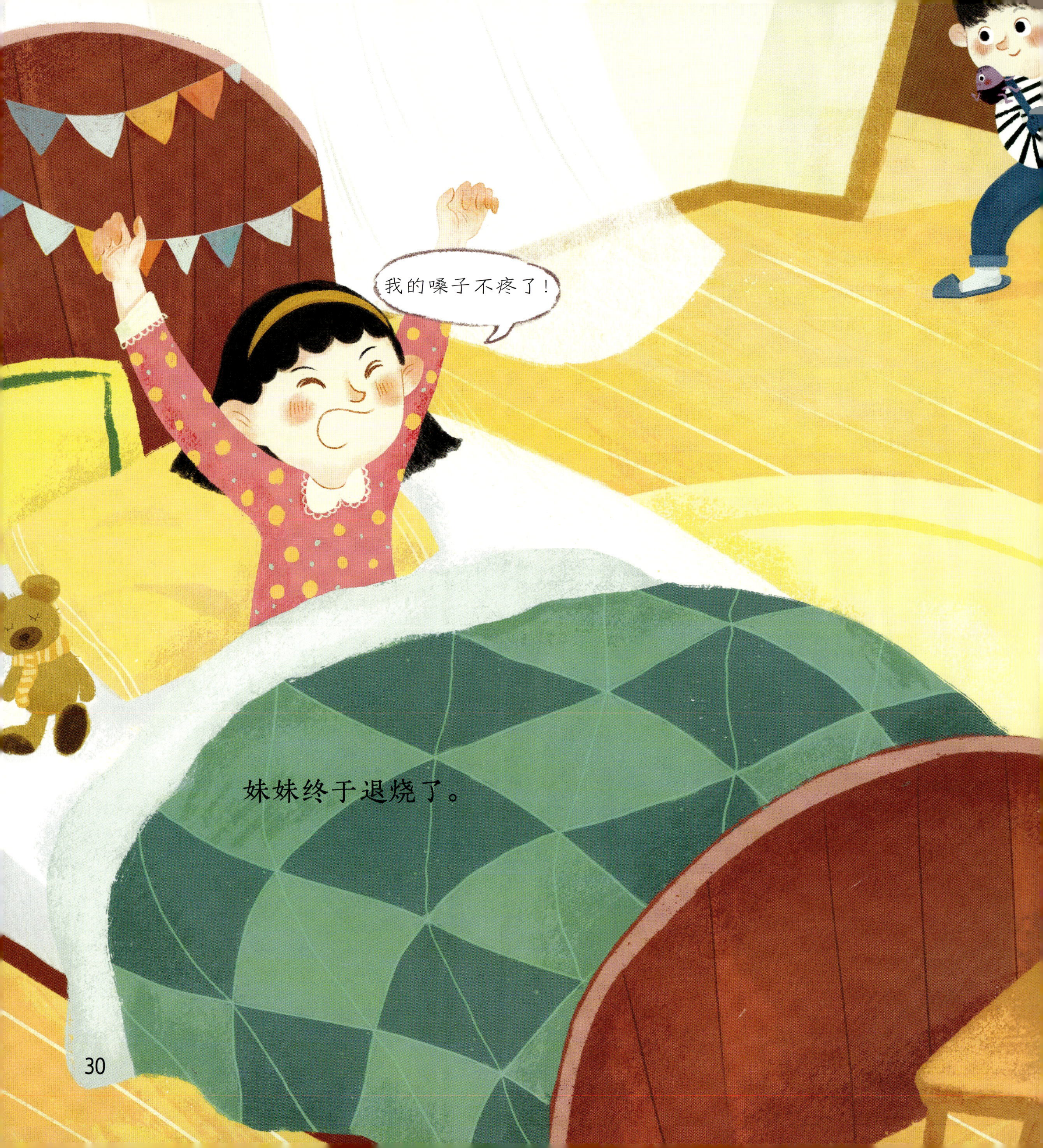

妹妹终于退烧了。

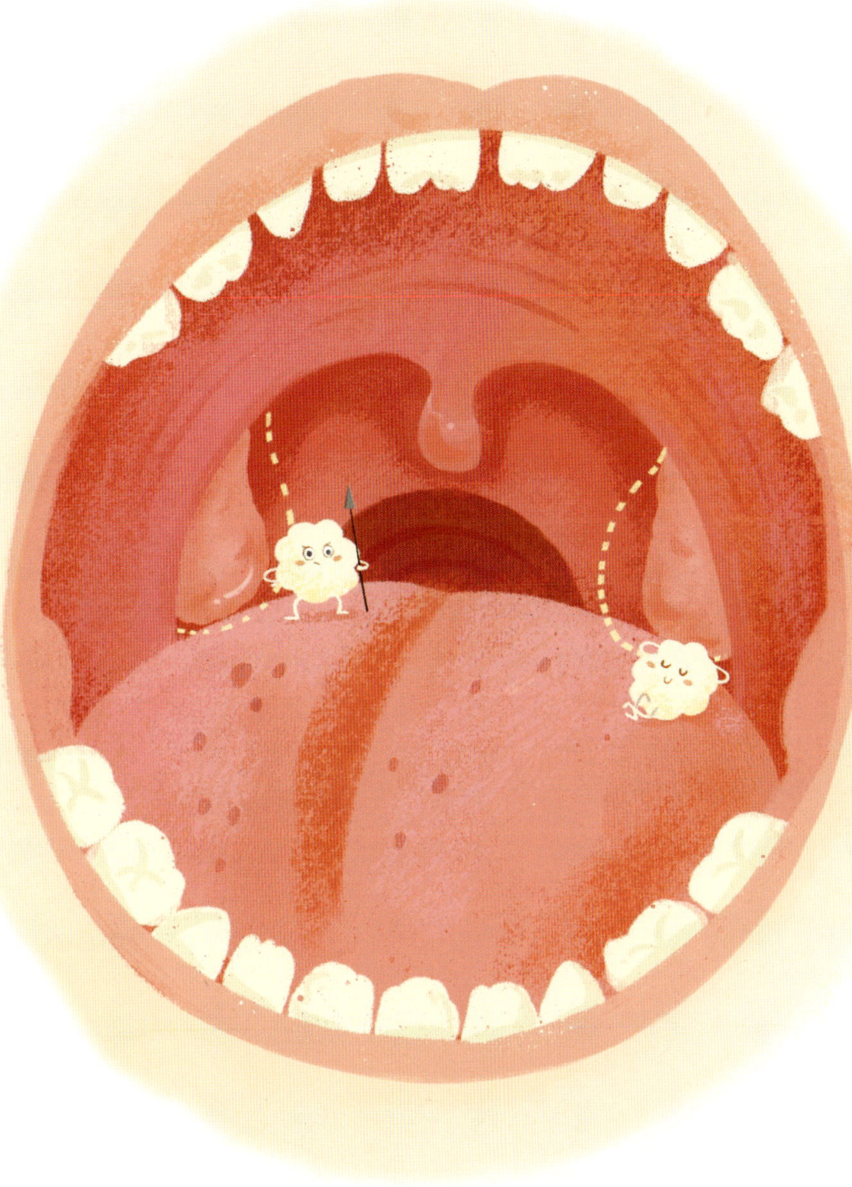

瞧，她的扁桃体也安静了下来。

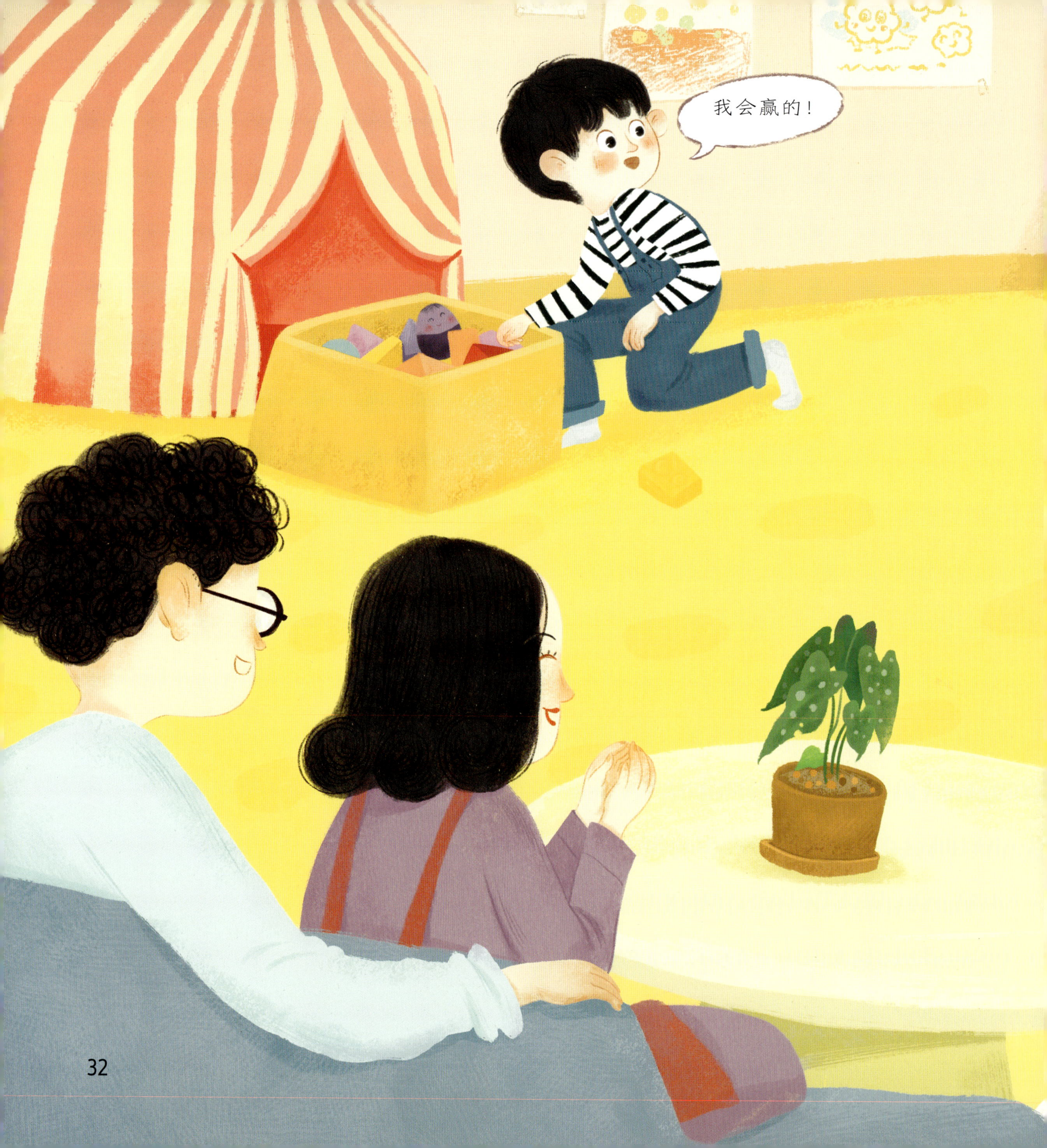
我会赢的！

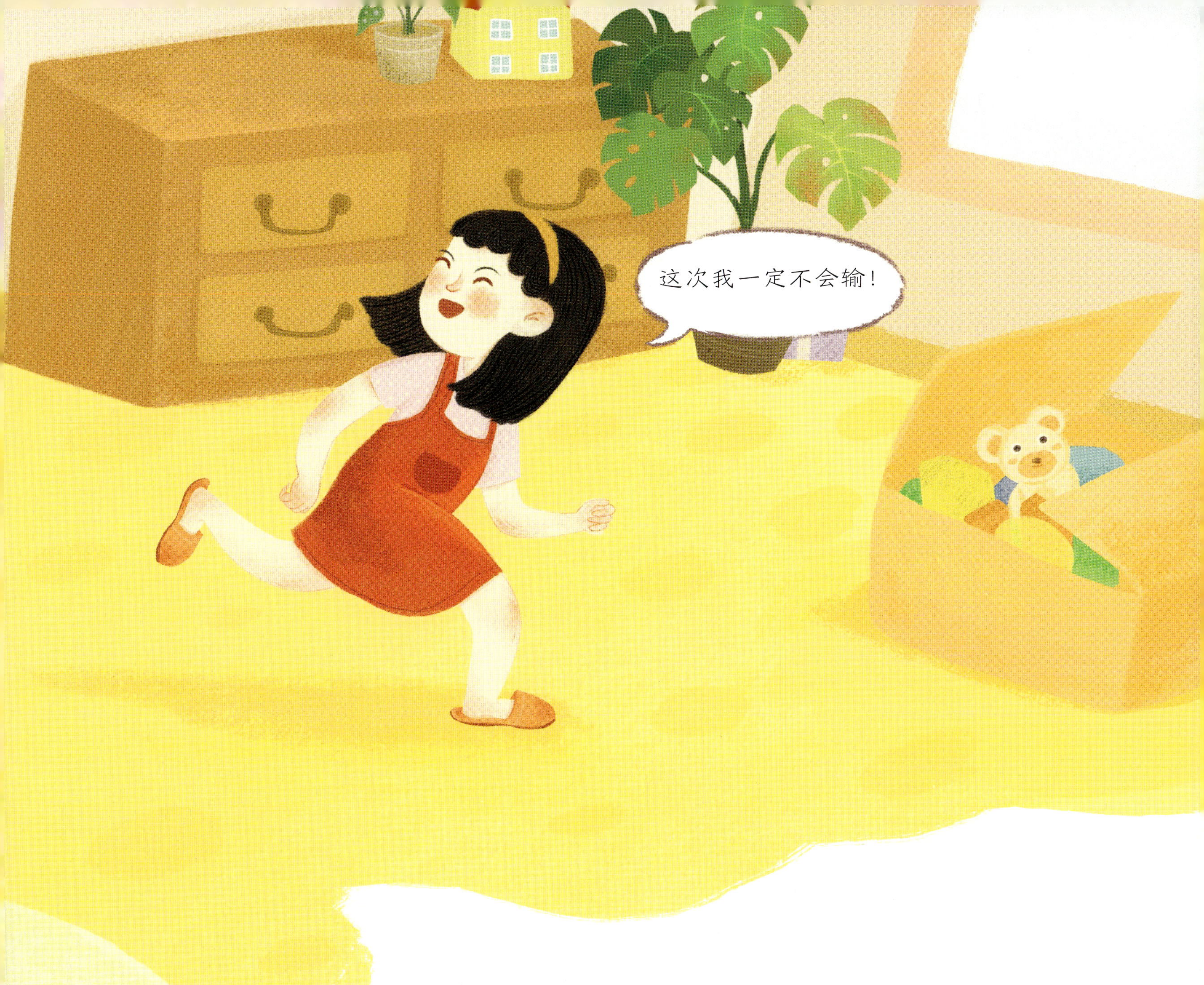

又到了周六寻宝日。